Jutta Oppermann

Isoflavone

Gesund und fit
durch die Wechseljahre

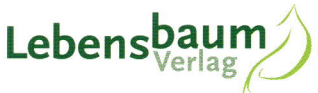

Inhalt

1 Pflanzliche Hormone –
sanfte Unterstützung aus der Natur   7

Mit Elan in eine neue Lebensphase   8

Wechseljahre – das passiert im Körper   9

Das Drama entsteht oft im Kopf   11

Hormone steuern Stoffwechselprozesse – ein Leben lang   13

■ Exkurs: Nicht alle Hormonprodukte sind empfehlenswert   14

Isoflavone aus der Sojabohne –
die natürliche Alternative zur Hormonersatztherapie   15

2 Mit Isoflavonen für mehr hormonelle Balance   17

Platzhalter für körpereigene Östrogene   18

Isoflavone „denken" mit   18

■ Exkurs: Wenn die Hormonproduktion verrücktspielt   19

Gegen diese Wechseljahrbeschwerden helfen Phytoöstrogene   20

Welche Frauen profitieren von Isoflavonen?   21

Mit den Augen der Wissenschaft betrachtet:
mehr Isoflavone – weniger Hitzewallungen   22

Lebenslanger Hormonersatz bei asiatischen Frauen   24

Die Menge macht's – so viele Isoflavone sind sinnvoll   26

Die fünf häufigsten Fragen und Antworten zu Isoflavonen   28

Exkurs: Was können Frauen in den Wechseljahren
sonst noch für ihre Gesundheit tun?   30

3 Isoflavone können mehr   31

Erfolgreich auf der Jagd nach freien Radikalen   32

■ Exkurs: Permanenter Angriff durch „einsame" Elektronen   33

Schutz und Fitness für Herz und Kreislauf   34

Isoflavone und ihre Wirkung auf das Cholesterin   37

Isoflavone schützen auch Männer vor dem Infarkt   38

Gesund bis auf die Knochen   40

■ „Eine besonders segensreiche und vielseitige Vertreterin mit hohem Gehalt an pflanzlichen Östrogenen ist die Sojabohne. Bei einem geringen Gehalt an gesättigten Fettsäuren liefert sie als Nahrungsmittel ein sehr hochwertiges Eiweiß. Außerdem senkt Soja den Cholesterinspiegel. Das sind schon drei gute Gründe, die oft belächelte Pflanze in den Speiseplan aufzunehmen – als Tofu, Sojadrink, Sojabratling, Sojamehl etc. Die wahre Kraft der Bohne aber liegt in den enthaltenen Phytoöstrogenen, den Isoflavonen Genistein und Daidzein. (...) Heute weiß man, dass **Isoflavone das Risiko einer Reihe von typischen Krankheiten des fortgeschrittenen Lebensalters reduzieren** können. Hierzu gehören die Osteoporose und koronare Herzkrankheiten. Aber auch ungeliebte Symptome der Menopause, zum Beispiel Schwere und Häufigkeit von Hitzewallungen, lassen sich mit Soja-Nahrungsmitteln mildern. Die Wirkung ist so überzeugend, dass derartige Produkte inzwischen von einigen Wissenschaftlern als mögliche Alternativen zur medizinischen Hormonersatztherapie angesehen werden."

Gesund mit Pflanzenhormonen; in: 3sat online, 20.7.2002

■ „Nach Worten von Dr. Petra Stute, Leiterin der Menopause-Sprechstunde an der Frauenklinik des UKM, gibt es Hinweise darauf, dass eine **Phytoöstrogen-reiche Diät** bei Frauen in den Wechseljahren unter anderem **günstige Wirkungen** auf Hitzewallungen und Fettstoffwechsel haben kann und möglicherweise vor der Entwicklung einer Arteriosklerose schützt."

Mediendienst der Universität Münster: Hormontherapie –
Fluch oder Segen? Kongress der Deutschen Menopause
Gesellschaft am 17./18. Juni 2005
am Universitätsklinikum Münster; 16.6.2005

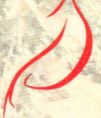

Jutta Oppermann:
Isoflavone – Gesund und fit
durch die Wechseljahre
Lektorat: Ursula Tönsmann
© LebensBaum Verlag
in J. Kamphausen Verlag &
Distribution GmbH, Bielefeld

Projektleitung: Susann Obermeier
Gestaltungskonzept, Umschlag-
gestaltung, Innenlayout: KleiDesign
Fotos und Abbildungen:
siehe Bildverzeichnis
Druck & Verarbeitung:
media-print, Paderborn

www.lebensbaum-verlag.de

Bibliografische Information der Deutschen Nationalbibliothek
Die Deutsche Nationalbibliothek verzeichnet diese
Publikation in der Deutschen Nationalbibliografie;
detaillierte bibliografische Daten sind im Internet
über http://dnb.d-nb.de abrufbar.

1. Auflage 2010

ISBN 978-3-928430-62-3

Die Spuren der Zeit glätten   43
- Exkurs: Ein starkes Team:
  Diese Substanzen unterstützen die Isoflavone   45
Fitness für die grauen Zellen   46

4 Die Sojabohne – der Star aus Fernost   48

Kleine Bohnen – große Power   51
Hormonspender Nummer eins   51

5 Eine Ess-Klasse für sich: Gerichte mit Soja   53

- Einfach lecker: Miso-Nudelsuppe   55
- Für jeden Tag: Tofu-Kartoffelsuppe   56
- Exotisch: Frittierter Tofu   57
- Der Klassiker einmal ohne Fleisch: Tofu-Frikadellen   58
- Süß und Soja: Hirsepudding mit Sojamilch   59

Glossar   60
Weiterführende Literatur   61
Sachverzeichnis   62
Bildverzeichnis   63

Ein wichtiger Hinweis für unsere Leserinnen und Leser

Bei der Erstellung dieses Buches haben der Verlag und die Autorin intensiv recherchiert und darauf geachtet, dass die genutzten Quellen aktuell und seriös waren. Da die Wissenschaft in ständiger Weiterentwicklung ist, können die in diesem Buch dargestellten Erkenntnisse natürlicherweise nur den Wissensstand zum Recherchezeitpunkt abbilden.

Weiterhin sind alle Angaben im Buch als Informationen und Anregungen zur Unterstützung der Gesundheit zu verstehen. Weder die Autorin noch der Verlag können Angaben machen, die eine Beratung oder Behandlung durch Ärzte oder Heilpraktiker ersetzen. Wenn sich aus der praktischen Umsetzung der in diesem Buch vorgestellten Informationen etwaige Probleme oder Schäden ergeben, können Verlag und Autorin keinerlei Haftung dafür übernehmen. Jede Leserin und jeder Leser sollte in eigener Verantwortung entscheiden, wie mit den Informationen dieser Publikation umzugehen ist.

Nehmen Sie die Warnungen und Hinweise im Text ernst. Sprechen Sie, insbesondere wenn Sie erkrankt sind, mit Ihrem Therapeuten über die Anwendung der Isoflavone und die hier dargestellten wissenschaftlichen Erkenntnisse.

Jutta Oppermann, geboren 1962, ist Diplom-Biologin. Sie lebt und arbeitet als Redakteurin, freie Autorin und Lektorin in Bielefeld. Seit vielen Jahren beschäftigt sie sich aus Überzeugung mit der „sanften Medizin". Jutta Oppermann hat zahlreiche Sachbücher und -artikel zu Heilpflanzen und Wirkstoffen aus der Natur verfasst.

Pflanzliche Hormone – sanfte Unterstützung aus der Natur

1

Wer sich für Sojamilch und Tofu, Tempeh und Miso aus der Sojabohne interessiert, der muss nicht zwingend ein Veganer, Vegetarier oder Öko-Freak sein. Ihre gesundheitsfördernden Wirkungen machen viele Menschen neugierig auf die kleine Hülsenfrucht und die aus ihr gewonnenen Produkte. Denn Sojabohnen sind unter anderem reich an Isoflavonen, die sich in vielfacher Hinsicht positiv auf unseren Körper auswirken.

Vor allem Frauen mit Beschwerden in den Wechseljahren schätzen sie als mild wirksame, pflanzliche Hormone. Mit ihrer Hilfe lassen sich die Probleme, die durch den schwankenden und sinkenden Hormonspiegel in und nach den Wechseljahren von Natur aus irgendwann entstehen, in vielen Fällen sehr gut meistern. Isoflavone aus der Sojabohne unterstützen das Hormonsystem in dieser Zeit auf sanfte Weise.

Die Substanzen offenbaren aber auch darüber hinaus ein erstaunliches Potenzial. Isoflavone unterstützen den Knochenstoffwechsel und unser Gehirn, sie helfen der Haut, jung zu bleiben, und stärken das Herz-Kreislauf-System. Ein weiteres Plus: Einige von ihnen zerstören die für unseren menschlichen Organismus so schädlichen freien Radikale. Damit wirken sie vielen vorzeitigen Alterserscheinungen entgegen – ein unschlagbares Argument für den Einsatz dieser Naturtalente in punkto Gesundheit.

Doch zunächst mehr zu ihrer hormonellen Wirkung, für die viele Frauen die Isoflavone so sehr lieben.

Mit Elan in eine neue Lebensphase

■ „Mit 48 Jahren kam meine Monatsblutung immer seltener: zunächst im Abstand von sechs, dann nach zwölf Wochen … und irgendwann blieb sie ganz aus. Ansonsten war alles wie immer. War ich jemals in den Wechseljahren?"

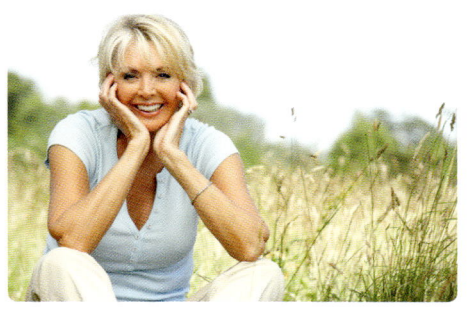

Mit den Wechseljahren fängt eine Phase der Neuorientierung an.

■ „Mir wurde bisweilen heiß, Schweißperlen standen auf meiner Stirn und meinem Oberkörper. Diese Hitzewallungen waren unangenehm, verschwanden jedoch so schnell, wie sie gekommen waren. Es war eine Zeit, die sich sehr seltsam anfühlte."

■ „Ich bin 48 Jahre alt. Seit vielen Monaten stecke ich mitten in den Wechseljahren. Unangenehme Schweißausbrüche, heftige Stimmungsschwankungen, starke Kopfschmerzen, Schwindel, die Periode kommt immer unregelmäßiger, immer seltener und dafür oft umso stärker. Was kann ich tun? Wann ist dieser Wahnsinn endlich vorbei?"

So unterschiedlich sich die Erfahrungsberichte dieser Frauen lesen – sie haben eines gemeinsam: Sie beschreiben den Eintritt in eine neue, aufregende Lebensphase. Die Zeit des Übergangs in diesen Abschnitt – landläufig Wechseljahre genannt – dauert mehrere Jahre. Die meisten Frauen betreten damit seelisch wie körperlich ein unbekanntes und die Psyche aufwühlendes Terrain.

Typisch für die Wechseljahre sind die Beschreibungen der Frauen auch deswegen, weil sie den Querschnitt der Bevölkerung in Deutschland repräsentieren: An etwa 30 Prozent aller Frauen laufen die Wechseljahre mehr oder weniger spurlos vorbei – bliebe die Monatsblutung nicht aus, würden sie den Übergang fast nicht bemerken; ein Drittel hat leichtere Probleme wie gelegentliche depressive Verstimmungen oder Hitzewallungen, und ein weiteres Drittel leidet unter heftigen Beschwerden, die die vor den Wechseljahren gekannte Lebensqualität stark beeinträchtigen. Den typischen, immer gleichen Verlauf der Wechseljahre gibt es also nicht.

In die Wechseljahre kommen die meisten Frauen irgendwann zwischen dem 45. und 55. Lebensjahr. Um Missverständnissen vorzubeugen: Es handelt sich hierbei um eine naturgegebene hormonelle Veränderung im weiblichen Organismus und nicht um eine Krankheit. Wichtig ist, dass jede Frau positiv an diesen Abschnitt in ihrem Leben herangeht, denn diese Phase geht längst nicht nur mit Beschwerden einher: Sie bietet vor dem Hintergrund der vielen im Laufe des Lebens gewonnenen Erfahrungen die Chance zur Neuorientierung und mündet nicht selten darin, bislang nicht gelebte Ideen und Träume endlich zu verwirklichen.

Oft ist der Weg dahin allerdings schmerzlich, da die mit der Hormonumstellung einhergehenden körperlichen Veränderungen von manchen Frauen durchaus so empfunden werden, als seien sie eine Krankheit, die den Schwung und das Selbstbewusstsein erst einmal stark einschränken.

Wechseljahre – das passiert im Körper

Die Wechseljahre beginnen, wenn die Hormonproduktion im Organismus nachlässt. Damit verändern sich die Dauer, die Häufigkeit und die Heftigkeit der Monatsblutungen. Sie werden zunächst unregelmäßiger und bleiben irgendwann ganz aus. Außerdem können sich im Zuge dieser Hormonumstellung häufig körperliche Beschwerden einstellen:

Veränderungen der Monatsblutungen beim Eintritt in die Wechseljahre

- Stärkere oder schwächere Blutungen
- Längere oder kürzere Blutungsdauer
- Schmierblutungen zwischen der Regel
- Verkürzte oder verlängerte Zyklen

- Abgeschlagenheit und Müdigkeit,
- Antriebslosigkeit,
- depressive Verstimmungen und Stimmungsschwankungen,
- Herzbeschwerden/Herzklopfen,
- Hitzewallungen,
- Konzentrationsschwächen,
- (oft migräneartige) Kopfschmerzen,
- Nervosität und Reizbarkeit,
- Schlafstörungen,
- Schweißausbrüche/Nachtschweiß,
- Schwindelanfälle,
- trockene, unelastische Haut und Schleimhäute (vor allem der Vagina).

Diese Symptome treten mehr oder minder stark ausgeprägt auf und fehlen manchmal ganz. Über die genannten Beschwerden hinaus besteht nach dem Eintritt in die Wechseljahre ein erhöhtes Risiko für Krankheiten wie Arteriosklerose und Osteoporose.

Medizinisch werden die Wechseljahre – auch als Klimakterium bezeichnet – in verschiedene Phasen eingeteilt:

- *Prämenopause:* Sie beginnt meist zwischen dem 40. und 45. Lebensjahr und dauert mehrere Jahre; das ist die Zeit vor der letzten Monatsblutung, in der der Zyklus unregelmäßig wird und die Hormonproduktion nachlässt. Der Begriff Prämenopause wird hier im engeren Sinne verwendet, weiter gefasst bezeichnet er den Zeitraum vor der Menopause, also die fruchtbaren Jahre.

  prä = vor
  peri = während
  post = nach

- *Perimenopause* (eigentliches Klimakterium): Sie bezeichnet die Phase etwa zwei Jahre vor und nach der letzten Monatsblutung. Mit der Perimenopause beginnt die Zeit der typischen Wechseljahrbeschwerden.

- *Menopause:* Zeitpunkt der letzten Monatsblutung, um das 50. Lebensjahr auftretend.
- *Postmenopause:* Sie beginnt etwa ein Jahr nach der letzten Monatsblutung und dauert definitionsgemäß bis zum 65. Lebensjahr. Danach spricht man vom beginnenden Alter. Manche rechnen zur Postmenopause auch die Zeit bis zum Lebensende.

Das Drama entsteht oft im Kopf

Wer gut aussehenden Schauspielerinnen jenseits der 40, 45 oder 50 Jahre zuhört, der erfährt fast nichts über die Wechseljahre: Sie sprechen einfach nicht darüber. Dennoch erleben sie diese Phase mehr oder weniger intensiv. Daran besteht kein Zweifel, denn jede Frau tritt in diesen Lebensabschnitt ein, sobald sie das entspre-

chende Alter erreicht hat. Aber machen wir uns nichts vor: Die meisten von uns sind auch dann noch von Schönheitsidealen geprägt, wenn sie die 40 längst überschritten haben. Die Leit-bilder – Jugendlichkeit und kör-perliche Fitness – streift mit den Wechseljahren niemand einfach ab wie ein aus der Mode gekom-menes Kostüm.

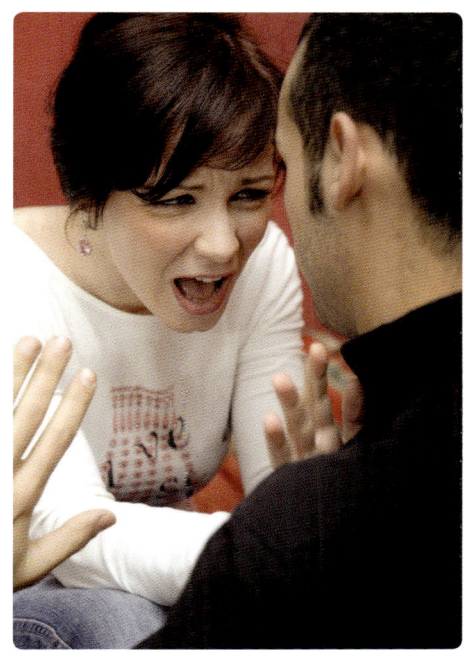

Natürlich gehört eine Frau mit 50 Jahren nicht zum alten Eisen und kann weiterhin körperlich fit sein, aber sie ist eben auch keine 30 mehr. Wer das nicht erkennt, der gerät in einen Konflikt: Idealbild und Wirklichkeit prallen dann spätestens mit dem Beginn der Wechseljahre ungewohnt heftig aufeinander, weil die Feststellung „Ich bin in den Wechseljahren" nicht umkehrbar ist und nicht wie Falten einfach weggeschminkt werden kann. Sie holt uns aus einem jahrelangen schönen Traum irgendwann schließlich doch in die Realität zurück. Das ist jedoch kein Drama – es ist das Leben.

Bei vielen werden die Wechseljahre allerdings erst jetzt zu einem Problem, weil sie sich nicht auf diese Situation vorbereitet haben: Parallel zu den Veränderungen im Körper beginnt eine Zeit der Aufarbeitung für die Psyche – und die gleichzeitige Auseinandersetzung an beiden Fronten zwingt selbst so manche Frau in die Knie, die bislang fest mit beiden Beinen im Leben gestanden hat. Gereiztheit und depressive Verstimmungen – mit Beschwerden der Wechseljahre haben diese Symptome nicht immer etwas zu tun. Nur wer sich mit dem Altern und den körperlichen Veränderungen, die es mit sich bringt, arrangiert und innerlich ausgeglichen und mit optimistischer Lebenseinstellung nach vorne schaut, hat gute Voraussetzungen, unbeschwerter durch diese Lebensphase zu kommen.

Die Natur kann Frauen dabei sanft, aber wirkungsvoll unterstützen. Sie hält einen großen Vorrat an Wirkstoffen bereit, mit deren Hilfe sich körperliche Beschwerden in den Wechseljahren erfolgreich lindern lassen – darunter vor allem die zu den Pflanzenhormonen zählenden Isoflavone. Warum ist das so? Um zu verstehen, welche Prozesse sich während der Wechseljahre im Körper der Frau abspielen, ist ein kleiner Ausflug in die Welt der weiblichen Hormone sehr hilfreich.

Hormone steuern Stoffwechselprozesse – ein Leben lang

Hormone sind Botenstoffe in unserem Körper. Sie sind für die Informationsübermittlung zwischen Zellen, Geweben und Organen unentbehrlich. An einem Ort in unserem Organismus hergestellt, steuern, regulieren und koordinieren sie Stoffwechselprozesse an ganz anderer Stelle.

Transportiert werden die Hormone in den Blutbahnen. Am Zielort angekommen, setzen sie sich an speziellen Strukturen der dortigen Zellen fest. Das funktioniert nach dem Schlüssel-Schloss-Prinzip. Der Schlüssel, ein spezifisches Hormon, passt nur zu einer ihm entsprechenden Art von Schloss, einem sogenannten Rezeptor. Die Rezeptoren sitzen in oder an den Zellen des Zielorgans. Nur die passenden Hormone können an sie andocken und dann in den Zellen bestimmte Stoffwechselprozesse in Gang setzen.

Die weiblichen Geschlechtshormone, die Östrogene und Gestagene, werden in den Eierstöcken gebildet. Sie regeln unter anderem den Aufbau der Gebärmutterschleimhaut. Ihre Produktion wird von im Gehirn sitzenden Zentren kontrolliert und unterliegt einem biologischen Rhythmus, dem durchschnittlich 28 Tage dauernden Menstruationszyklus.

Die Konzentration der Geschlechtshormone ändert sich im Laufe eines Lebens. Die in den Eierstöcken hergestellte Östrogenmenge beispielsweise steigt nach der Geburt bis zum geschlechtsreifen Alter steil an, bleibt dann bis kurz vor dem 50. Lebensjahr auf gleich hohem Niveau und fällt schließlich nach der letzten Monatsblutung schnell ab. Mit der sinkenden Östrogenproduktion treten die typischen Symptome der Wechseljahre bei Frauen auf.

Auch bei Männern verändert sich der Hormonspiegel mit zunehmendem Alter. Hier ist es der Gehalt an dem Geschlechtshormon Testosteron, der in den ersten Lebensjahren zunächst stark steigt und dann manchmal bereits ab einem Alter von 20 Jahren allmählich sinkt.

Nicht alle Hormonprodukte sind empfehlenswert

Mit der sinkenden Hormonproduktion sind zahlreiche Alterungsprozesse im Körper des Menschen verbunden. Im Handel wird mit zahlreichen Anti-Aging- oder Power-Hormonen geworben, die das Altern aufhalten sollen. Ihre Wirkung wird von Expertenseite stark angezweifelt. Mehr noch: Die Anwendung solcher „Jungbrunnen" aus dem Chemielabor kann mit schlimmen Nebenwirkungen für die Gesundheit verbunden sein. Deswegen sollte niemand diese Produkte unkritisch einnehmen, sondern vorher einen Arzt seines Vertrauens um Rat fragen! Nur dieser kann wissen, ob und welche Stoffe wirksam sind und ohne Risiko für die Gesundheit eingenommen werden können.

Das gilt auch für synthetische Östrogene. Wurden zur Behandlung von Beschwerden in und nach den Wechseljahren und zur Vorbeugung von Erkrankungen noch vor wenigen Jahren sorglos Hormone verschrieben, so lassen die Ergebnisse wissenschaftlicher Studien erhebliche Zweifel an dieser einstigen Allzweckwaffe aufkommen. Mittlerweile gilt: Nutzen und Risiken der Östrogentherapie, die in einigen Fällen sicherlich sehr hilfreich sein kann, werden sorgfältig abgewogen. Nur ein Mediziner ist in der Lage, zusammen mit der Patientin zu entscheiden, ob eine Behandlung mit Geschlechtshormonen wie Östrogenen angezeigt ist, um die nachlassende Hormonproduktion im Körper zu ergänzen. Nicht für jede Frau ist diese sogenannte Hormonersatztherapie notwendig. Das gilt vor allem dann, wenn keine oder nur geringe Beschwerden auftreten. In diesen Fällen reichen Ernährungsumstellung, Bewegungstraining und pflanzliche Hormone oft bereits aus.

Isoflavone aus der Sojabohne – die natürliche Alternative zur Hormonersatztherapie

Spätestens mit dem Beginn der ersten Beschwerden in den Wechseljahren stellt sich für viele Frauen die Frage, ob sie sich für eine Hormonersatztherapie mit synthetischen Geschlechtshormonen entscheiden sollten. Zwar können mit Hilfe dieser Hormone die Probleme oft gelindert und besonders das Risiko für Osteoporose gesenkt werden. Viele Frauen schrecken dennoch vor der Einnahme dieser künstlich hergestellten Substanzen zurück. Der Grund: Synthetische Östrogene stehen im Verdacht, das Brustkrebsrisiko zu erhöhen. Weil sie diese und andere Nebenwirkungen fürchten oder synthetisch hergestellte Geschlechtshormone aus medizinischen Gründen nicht nehmen dürfen bzw. diese nicht vertragen, greifen immer mehr Frauen auf milder wirkende, rein pflanzliche Substanzen zurück.

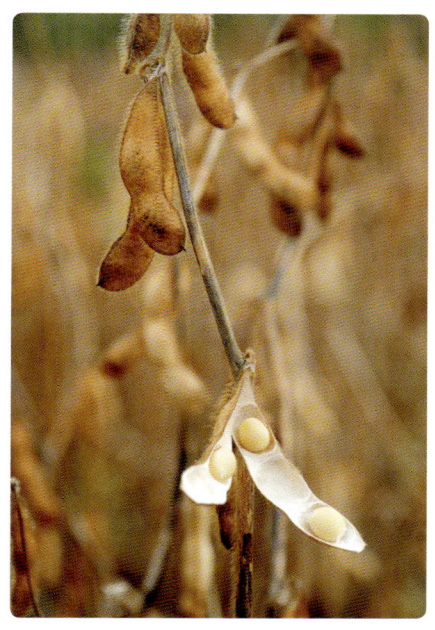

Pflanzenöstrogenproduzentin par excellence: die Sojapflanze

Eine sanfte Alternative für herkömmliche Hormonersatztherapien können Phytoöstrogene sein. Zu diesen von Pflanzen produzierten Stoffen mit östrogenähnlichen Wirkungen gehören neben den beispielsweise in Leinsamen und Roggen vorkommenden Lignanen die Isoflavone. Sie gelten als besonders effektiv. Isoflavone üben auf den Hormonhaushalt von Frauen einen regulierenden Einfluss aus und haben ähnliche Effekte wie die körpereigenen Östrogene. Sie wirken zwar schwächer als diese – unerwünschte Nebenwirkungen, wie sie bei Hormonersatztherapien auftreten können, sind bei dem Einsatz dieser rein pflanzlichen Substanzen bei üblicher Zufuhr deswegen auch nicht bekannt.

Die Wirkungsweise dieser Isoflavone, die vor allem in Sojabohnen reichlich vorkommen, ist noch nicht bis ins Detail geklärt. Als sicher gilt: Es sind Substanzen, die eine den körpereigenen und den synthetischen Östrogenen analoge Struktur aufweisen und deswegen ähnliche Wirkungen im menschlichen Organismus entfalten. Sie gelangen über die Nahrung in den Magen-Darm-Trakt, werden im Darm in hormonell wirksame Verbindungen umgewandelt und erreichen über den Blutkreislauf diejenigen Orte im Körper des Menschen, in denen ihre östrogenartige Wirkung entsteht.

Fest steht auch: Einige Isoflavone tragen nicht nur zur Regulierung des Hormonhaushaltes und damit zum Mildern von Beschwerden in den Wechseljahren bei, überdies senken sie das Risiko für Herz-Kreislauf-Erkrankungen und Osteoporose. Diese Krankheiten treten bei sinkendem Östrogenspiegel häufig auf. Und die Wirkung der Isoflavone beschränkt sich beileibe nicht nur auf Frauen, auch das männliche Geschlecht kann von ihnen profitieren (mehr dazu in Kapitel 38).

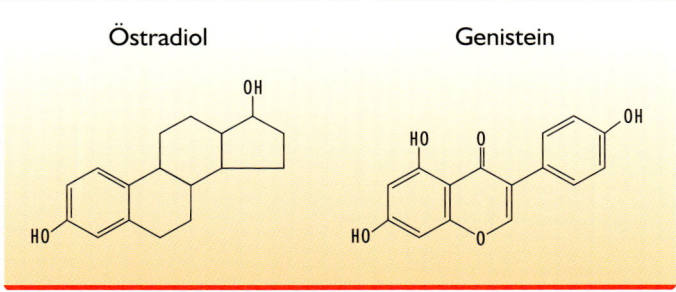

Pflanzliche Östrogene (hier: Genistein) und körpereigene Östrogene (hier: Östradiol) sind chemisch ähnlich aufgebaut und entfalten daher ähnliche Wirkungen im Körper.

Mit Isoflavonen für mehr hormonelle Balance

2

Immer mehr Frauen entscheiden sich bei Beschwerden in den Wechseljahren für eine Unterstützung durch natürliche Vitalstoffe wie Isoflavone. Für die Verwendung dieser pflanzlichen Östrogene spricht, dass ihre Wirkung etwa 1000-mal geringer ist als die synthetischer Östrogene. So lassen sich bei angemessen hohem Verzehr hormonelle Vorgänge im Körper der Frau sanft beeinflussen.

> **Expertenmeinungen zufolge** ist es sinnvoll, mit der Einnahme von pflanzlichen Östrogenen bereits ab dem 30. Lebensjahr zu beginnen.

Es hat sich gezeigt, dass ein Einsatz der Isoflavone bereits vor dem Beginn der Wechseljahre sinnvoll sein kann. Denn aufgrund von Studien wissen wir, dass auch ein unregelmäßiger Menstruationszyklus mit Hilfe dieser pflanzlichen Östrogene reguliert werden kann. Wissenschaftler wie Professor Dr. Volker Briese von der Universitätsfrauenklinik in Rostock sehen die Zufuhr dieser Wirkstoffe bei Frauen wegen ihrer hormonbeeinflussenden und anderer gesundheitsfördernder Wirkungen daher schon ab dem 30. Lebensjahr als sinnvoll an.

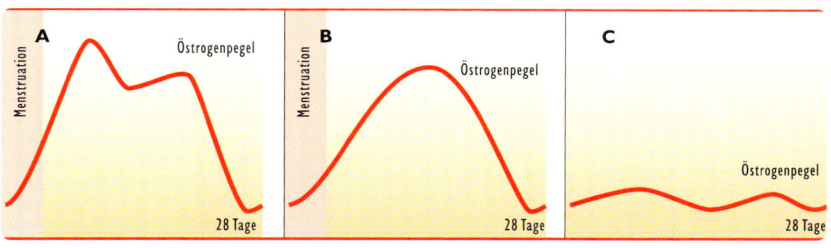

Veränderung der Östrogenproduktion bei Frauen: a) während eines Menstruationszyklus in der fruchtbaren Phase; b) in der Menopause; c) nach der Menopause. Die Östrogenproduktion nimmt mit zunehmendem Alter ab. Pflanzenöstrogene wie Isoflavone helfen, diesen Mangel auszugleichen.

Platzhalter für körpereigene Östrogene

Isoflavone sind ähnlich aufgebaut wie die im weiblichen Körper gebildeten Geschlechtshormone, die Östrogene. Sie besetzen deshalb die gleichen Rezeptoren im Organismus und lösen dadurch ähnliche Wirkungen aus. Isoflavone sind aber schwächer als die künstlichen Hormone bei der klassischen Ersatztherapie. Dadurch wird der Organismus auch deutlich weniger stark belastet. Pflanzenöstrogene wirken also wie sanft dosiertes Östrogen.

Isoflavone „denken" mit

Das Besondere an den Isoflavonen ist, dass sie sowohl bei Östrogenmangel als auch bei Östrogenüberschuss einen hormonregulierenden Effekt entfalten. Diese Eigenschaft ist vor allem am Anfang der Wechseljahre wichtig, wenn der Östrogenspiegel im Körper heftig schwankt. Dann können sie auf unterschiedliche Weise ausgleichend wirken und steuernd in Prozesse des Organismus eingreifen:

- Bei Östrogenmangel docken die Isoflavone an die Östrogenrezeptoren im weiblichen Körper an und rufen dort ähnliche Effeke wie die körpereigenen Hormone hervor – allerdings in abgeschwächter Form. Fachleute sprechen hier von einer östrogenen Wirkung oder einer agonistischen Reaktion der Isoflavone.

- Ist der Östrogengehalt bei einer Frau erhöht, besetzen die Isoflavone die Östrogenrezeptoren ebenfalls. Die wesentlich stärker wirkenden körpereigenen Östrogene kommen in diesem Fall nicht mehr ausreichend zum Zuge, weil ihre Plätze bereits von den Pflanzenöstrogenen besetzt sind. In der Fachsprache wird das als antiöstrogene Wirkung oder als antagonistische Reaktion der Isoflavone bezeichnet.

Weil Isoflavone die Östrogenwirkung je nach Bedarf entweder unterstützen oder hemmen, werden sie auch Modulatoren genannt. Das bedeutet: Sie können flexibel auf eine Situation reagieren und jeweils die Aufgabe im Körper übernehmen, die gerade von ihnen verlangt wird.

Wenn die Hormonproduktion verrücktspielt

Die Bildung der menschlichen Geschlechtshormone funktioniert im Prinzip wie der Regelkreislauf einer Heizungsanlage. Registriert das Gehirn – genauer: die Hypophyse (Hirnanhangdrüse) und der Hypothalamus (Teil des Zwischenhirns) – beispielsweise einen niedrigen Östrogenpegel im Blut der Frau, dann sendet es Botenstoffe aus, die die Eierstöcke anweisen, die Produktion dieser Geschlechtshormone anzuheizen. Befinden sich dagegen zu viele Östrogene im Blut, wird die Herstellung auf Befehl des Gehirns eingefroren, indem keine oder nur wenige Botenstoffe auf die Reise geschickt werden. Solange dieser Regelmechanismus funktioniert, ist alles in bester Ordnung.

In den Wechseljahren ist das meist nicht der Fall. Die Eierstöcke produzieren in dieser Zeit immer weniger Östrogene. Die Folge: Das Gehirn fordert regelmäßig mithilfe seiner Botenstoffe, die Produktion zu steigern. Die Anweisung wird allerdings nicht in die Tat umgesetzt, weil die Eierstöcke gar nicht mehr oder nur noch unzureichend in der Lage sind, ausreichend Hormone zu bilden.

Die Konsequenz dieser erfolglosen Motivationsversuche durch unser Gehirn ist, dass benachbarte Gehirnstrukturen wie die Zentren, die für die Temperaturregulation oder die Gefühlswelt im menschlichen Organismus verantwortlich sind, durch das permanente Aussenden von Botenstoffen, das eigentlich dem Adressat Eierstöcke gilt, aus dem Gleichgewicht geraten: Es kommt zu Schlafstörungen, depressiven Verstimmungen und anderen Beschwerden.

Manchmal, vor allem zu Beginn der Wechseljahre, funktioniert die Östrogenproduktion für eine gewisse Zeit plötzlich wieder. Daraufhin, angeregt durch die zuvor vom Gehirn in großen Mengen gebildeten Botenstoffe, kommt es in diesen Momenten zu einer Östrogenschwemme. Haben die Messfühler im Gehirn diese Flut registriert, wird ihr massiv entgegengesteuert, indem gar keine Boten mehr ausgesendet werden, was prompt zu einer Östrogenunterproduktion führt. Auf diese Weise kommt es zu starken Hormonschwankungen, die Hormonproduktion spielt oft komplett verrückt – ein idealer Fall für die regulierende Wirkung der Isoflavone.

Gegen diese Wechseljahrbeschwerden helfen Phytoöstrogene

Seit mehr als 50 Jahren ist bekannt, dass Pflanzenöstrogene wie Isoflavone Vorgänge im Körper des Menschen positiv beeinflussen

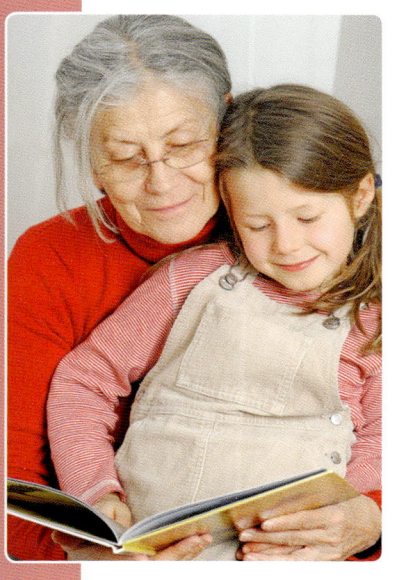

können, aber erst seit gut 15 Jahren befassen sich Wissenschaftler intensiv mit diesen pflanzlichen Substanzen. Mittlerweile ist der Einfluss der Pflanzenöstrogene auf den Hormonstatus von Frauen eingehend erforscht worden. Vor allem die Isoflavone sind demnach zur Vorbeugung und als Mittel zur Linderung erster und leichterer Beschwerden in den Wechseljahren sehr gut geeignet. Dazu gehören:

- Abgeschlagenheit, Antriebslosigkeit und Müdigkeit,
- depressive Verstimmungen und erhöhte Reizbarkeit,
- Herzbeschwerden und Herzklopfen,
- Hitzewallungen,
- Konzentrationsschwäche und Nervosität,

- Schweißausbrüche und Nachtschweiß,
- Schwindelanfälle,
- Trockenheit der Scheide.

Welche Frauen profitieren von Isoflavonen?

Pflanzliche Isoflavone sind eine Hilfe für Frauen,

- die typischen Beschwerden in den Wechseljahren wie Hitzewallungen, Müdigkeit oder Schweißausbrüchen auf natürlichem Weg vorbeugen möchten, weil sie der herkömmlichen Hormonersatztherapie mit künstlichen Östrogenen kritisch gegenüberstehen.
- bei denen die Hormonproduktion stark schwankt. Dies kommt vor allem am Anfang der Wechseljahre häufig vor. In diesem Fall kann es während einer Hormonersatztherapie, also durch die Einnahme von synthetischen Östrogenen, leicht zu überhöhten Östrogenwerten kommen – oft mit unangenehmen Folgen wie Wassereinlagerungen, vermehrten Blutungen oder Brustspannen.
- die synthetische Hormone aus medizinischen Gründen nicht nehmen dürfen – zum Beispiel, weil bei ihnen eine erhöhte Thrombosegefahr besteht.
- die synthetische Hormone nicht vertragen.
- die sich vor den Folgen des Östrogenmangels im Alter schützen wollen (siehe Seite 43).
- die einen unregelmäßigen Menstruationszyklus haben und die die hormonregulierenden sowie die gesundheitsfördernden Effekte dieser Pflanzenöstrogene bereits vor den Wechseljahren nutzen möchten.

Mit den Augen der Wissenschaft betrachtet: mehr Isoflavone – weniger Hitzewallungen

Zahlreiche wissenschaftliche Studien und Untersuchungen stützen die Annahme, dass Isoflavone eine günstige Wirkung auf die negativen Begleiterscheinungen der Wechseljahre haben. Hier eine kleine Auswahl.

An einer **australischen Studie** nahmen 58 sich in den Wechseljahren befindende Frauen mit einem Durchschnittsalter von 54 Jahren teil, die pro Woche an mindestens 14 Hitzewallungen litten. Sie erhielten zwölf Wochen lang pflanzenöstrogenreiche Nahrung in Form von 45 Gramm Sojamehl pro Tag, das sie in Backwaren verarbeitet zu sich nahmen. Nach sechs Wochen hatten sich die Hitzewallungen bei den Versuchsteilnehmerinnen um 40 Prozent gemindert.

An der **Universität Sao Paulo in Brasilien** untersuchten Forscher bei 80 Frauen in der Postmenopause mit typischen Wechseljahresbeschwerden die Wirkung eines Soja-Isoflavon-Präparates mit einer täglichen Isoflavondosis von 100 Milligramm. Vier Monate lang wurde einem Teil der Versuchspersonen das isoflavonhaltige Mittel, einem anderen ein unwirksames Scheinprodukt (Placebo) ohne Isoflavone verabreicht. Verglichen mit der Kontrollgruppe besserten sich die Beschwerden bei den mit pflanzlichen Östrogenen behandelten Frauen deutlich. Hatten die Frauen, die Isoflavone einnahmen, anfangs zum Beispiel noch durchschnittlich 9,6 Hitzewallungen pro Tag, waren es nach zehn Monaten nur noch 3,1.

Zu einem ähnlichen Ergebnis kommt eine Studie der **Universitätsklinik in Wien** (Österreich), an der sich 110 Frauen im Alter zwischen 48 und 60 Jahren beteiligten. Einige der Studienteilnehmerinnen erhielten täglich eine Kapsel mit Rotklee, die 40 Milligramm Isoflavone enthielt, anderen wurde ein unwirksames Produkt (Placebo) verabreicht. Das Ergebnis: Bei den Testpersonen der Isoflavongruppe traten weniger häufig Hitzewallungen und Schweißausbrüche auf als bei der Gruppe, welche keine Pflanzenöstrogene erhalten hatte. Auch die Anzahl depressiver Verstimmungen und die Nervosität ließen durch die Einnahme der pflanzlichen Hormone nach. Zudem sagten 84 Prozent der mit den Pflanzenöstrogenen behandelten Versuchspersonen, dass sich ihr Allgemeinbefinden durch die Isoflavonaufnahme deutlich gebessert habe.

Forschungsergebnissen zufolge gingen auch laut Professor Dr. Volker Briese von der **Universitätsfrauenklinik in Rostock** Wechseljahrbeschwerden wie Hitzewallungen, Herzbeschwerden und Scheidentrockenheit bei den Frauen zurück, die täglich 50 Milligramm Isoflavone erhielten.

Eine aktuelle **Untersuchung in den Niederlanden** bestätigt ebenfalls, dass pflanzliche Östrogene die Häufigkeit von Hitzewallungen bei Frauen in der Menopause reduzieren. Bei einer Gabe von 80 Milligramm Isoflavonen pro Tag über einen Versuchszeitraum von

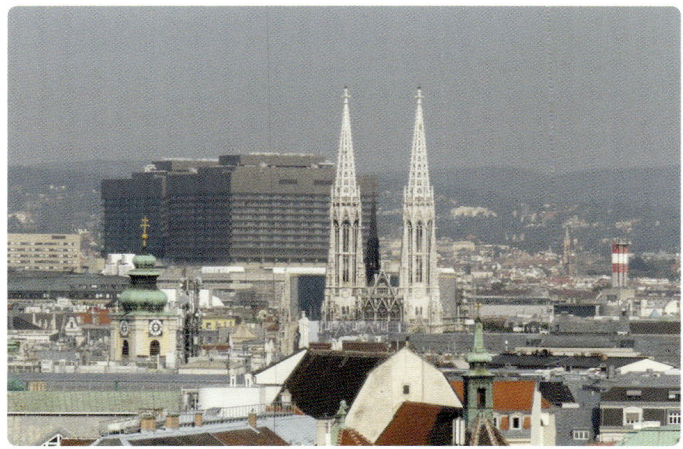

Wie in der Universitätsklinik in Wien werden Isoflavone rund um den Globus erforscht.

zwölf Wochen gingen die Hitzewallungen im Vergleich zu der Gruppe, die keine Isoflavone erhielt, um 44 Prozent zurück.

Der Vollständigkeit halber muss erwähnt werden, dass es neben diesen Positivbeispielen auch Studien gibt, mit denen die Wirksamkeit von pflanzenöstrogenhaltigen Mitteln nicht eindeutig bewiesen werden konnte. Das ist auch verständlich, ist der Mensch doch keine Maschine und reagiert sehr unterschiedlich. Dennoch, die meisten Frauen profitieren von den Isoflavonen und auch die Erfahrung eines ganzen Kontinents – sozusagen eine der größten „Bevölkerungsstudien", die es gibt – macht es fast unmöglich, die Isoflavone zu ignorieren. Es geht um Asien – dort nehmen Frauen die pflanzlichen Östrogene täglich mit der Nahrung auf ...

Lebenslanger Hormonersatz bei asiatischen Frauen

In die Wechseljahre kommen alle Frauen rund um den Erdball – in gleicher Weise und etwa in der gleichen Lebensspanne. Allerdings unterscheiden sich je nach Land die Art und das Ausmaß der Probleme, mit denen die Frauen sich in dieser Lebensphase auseinandersetzen müssen. So haben westliche Frauen allen Grund, ihre asiatischen Geschlechtsgenossinnen zu beneiden, denn bei Asiatinnen treten Beschwerden sehr viel seltener und geringer ausgeprägt auf. In südostasiatischen Ländern wie Singapur leiden lediglich 20 Prozent und in China 18 Pro-

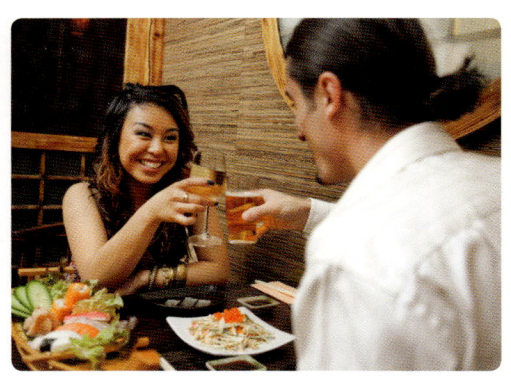

Japaner, Chinesen und Südostasiaten nehmen mehr als 20-mal so viele Isoflavone mit der täglichen Nahrung auf wie Menschen in Europa. Ein Grund dafür: Zu den kulinarischen Köstlichkeiten Asiens zählen isoflavonreiche Sojaprodukte wie Tofu, Tempeh und Miso.

zent an Hitzewallungen in den Wechseljahren, während es in Europa etwa zwei Drittel aller Frauen sind. In China gibt es nicht einmal einen Ausdruck für Wechseljahrbeschwerden.

Die regionalen Unterschiede mögen zum Teil in den soziokulturellen Verhältnissen begründet sein. So sehen sich Frauen in westlichen Industrienationen verstärkt unter dem Druck, auch im Alter gängigen Schönheitsidealen zu entsprechen und jugendlich zu wirken, um gesellschaftlichen Erwartungen zu genügen. Doch das ist nur ein Aspekt. Professor Herman Adlercreutz von der Universität in Helsinki (Finnland) war einer der Ersten, der die unterschiedlichen Ernährungsgewohnheiten als Ursache für den ungleichen Verlauf der Wechseljahre in Ost und West zur Diskussion stellte. Er hatte entdeckt, dass die Isoflavonkonzentration im Urin japanischer Frauen im Vergleich zu der von Finninnen und Amerikanerinnen um bis zu 100-fach höher lag. Sollte das der Grund dafür sein, dass asiatische Frauen im Allgemeinen weniger Probleme in den Wechseljahren hatten? Spätere Untersuchungen von Adlercreutz und vor allem von japanischen Wissenschaftlern bestätigten diese Vermutungen.

Aufnahme von Pflanzenöstrogenen mit der Nahrung in den USA

Isoflavone	Aufnahme pro Tag in Milligramm
Daidzein	0,039
Genistein	0,070
Formononetin	0,031
Biochanin A	0,006
Gesamt	**0,16**
Hauptnahrungsquelle: Bohnen und Erbsen	

Lignane	Aufnahme pro Tag in Milligramm
Coumestans	0,0006
Mataïresinol	0,0190
Secoisolariciresinol	0,5600
Gesamt	**0,58**
Hauptnahrungsquelle: Früchte	

Die tägliche Aufnahme von Pflanzenöstrogenen (Isoflavone und Lignane) bei US-amerikanischen Frauen in der Postmenopause beträgt nicht einmal ein Milligramm (Quelle M. J. de Kleijn et al.; in: Journal of Nutrition, Juni 2001).

Isoflavone werden mit der Nahrung aufgenommen. Ein Teil von ihnen wird mit dem Urin ausgeschieden, so dass die dort gemessene Isoflavonkonzentration ein Maß für die insgesamt konsumierte Menge darstellt.

Isoflavone werden in asiatischen Ländern täglich und reichlich in Form von pflanzenöstrogenhaltigen Sojaprodukten konsumiert. Menschen in China, Japan und Südostasien nehmen damit 20 bis zu im Extremfall 150 Milligramm Isoflavone pro Tag auf. In westlichen Industrieländern sind es dagegen nur wenige Milligramm. Da Frauen in Mitteleuropa typischerweise kaum Sojaprodukte verzehren, kann eine Versorgung mit Isoflavonen in Form von Nahrungsergänzungen bei hormonellen Schieflagen eine sinnvolle Alternative sein.

Die Menge macht's – so viele Isoflavone sind sinnvoll

Die Isoflavonmenge, die Frauen täglich aufnehmen müssen, um sich in den Wechseljahren wohlzufühlen und sich vor den Langzeitfolgen des Östrogenmangels zu schützen, oder die für Menschen sinnvoll ist, um das gesundheitsfördernde Potenzial dieser Pflanzenöstrogene auszuschöpfen, ist schwer zu ermitteln. Genaue Angaben für den täglichen Bedarf – wie von der Deutschen Gesellschaft für Ernährung in Bezug auf Nährstoffe festgelegt – gibt es nicht, denn Isoflavone sind keine Nährstoffe im eigentlichen

Selbstbehandlung hat Grenzen:
Bevor ernsthafte Beschwerden im Alleingang therapiert werden, sollte ein Arzt oder Heilpraktiker zu Rate gezogen werden.

Sinne. Sie sind das gewisse „Extra" für uns, das wir entweder mit Lebensmitteln wie Sojabohnen, Erbsen oder Linsen verzehren oder als Nahrungsergänzung in konzentrierter, standardisierter Form aufnehmen können.

Orientiert an den Forschungsergebnissen und den Ernährungsgewohnheiten in Asien scheint die tägliche Zufuhr von bis zu 60 Milligramm Isoflavonen zusätzlich zur hierzulande üblichen Nahrungsauf-
nahme optimal zu sein. Das entspricht der Menge, die Menschen in
asiatischen Ländern, bei denen Wechseljahrbeschwerden deutlich
seltener auftreten, pro Tag durchschnittlich verzehren. Aber Vor-
sicht! Einen Garantieschein auf die „ewige" Gesundheit erhalten
Frauen allein durch die regelmäßige Isoflavonzufuhr nicht. Zu viele
Faktoren sind darüber hinaus entscheidend dafür, ob Menschen
krank oder gesund sind.

Tatsächlich konsumierte Menge an Pflanzenöstrogenen

In asiatischen Ländern:	~ 20 bis 150 mg pro Tag
In westlichen Industrienationen:	~ 1 bis 3 mg pro Tag
Bei vegetarischer Ernährung mit Sojaprodukten:	~ 7 mg pro Tag
Empfohlene Menge an Pflanzenöstrogenen	~ bis zu 60 mg pro Tag

Die fünf häufigsten Fragen und Antworten zu Isoflavonen

Was zeichnet Pflanzenöstrogene im Vergleich zu synthetischen Östrogenen aus?

Mit Pflanzenöstrogenen wie Isoflavonen lassen sich Beschwerden in den Wechseljahren sanft beeinflussen. Isoflavone wirken sich bei allen Menschen außerdem positiv auf Herz, Kreislauf, Knochen und Gehirn aus. Synthetische Östrogene stehen demgegenüber in Verdacht, das Wachstum von Tumoren zu fördern. Vor allem zu Beginn der Wechseljahre, wenn die körpereigene Östrogenproduktion häufig stark schwankt, bieten Pflanzenöstrogene eine gute Möglichkeit, den Hormonhaushalt von Frauen auszugleichen.

Sind Pflanzenöstrogene weniger wirksam als synthetische Östrogene?

Nur bedingt. Häufig kommen Frauen mit Pflanzenöstrogenen besser zurecht, weil diese aufgrund ihrer sanfteren Wirung fein regulierend in den Hormonhaushalt eingreifen, ohne den Organismus dabei stark zu belasten. Sind die mit den Wechseljahren auftretenden Beschwerden jedoch besonders heftig, ist die Anwendung von synthetischen Östrogenen manchmal unumgänglich.

Gibt es Risiken bei der Anwendung von Isoflavonen?

Immer wieder wird davor gewarnt, dass isolierte Isoflavone in hoher Dosierung die Funktion der Schilddrüse beeinträchtigen und das Brustdrüsengewebe verändern können. Wie für alle synthetischen und pflanzlichen Arzneimittel und selbst für Lebensmittel gilt auch hier: Zu viel von ihnen schadet unserem Organismus. Dies trifft natürlich auch auf die Isoflavone zu, bei denen es abhängig von der Dosis zu positiven, aber in seltenen Fällen eben auch zu unerwünschten Wirkungen kommen kann. Deswegen wird Frauen in und nach der Menopause empfohlen, Isoflavone in einer moderaten

Dosierung von nicht mehr als etwa 60 Milligramm pro Tag in Form von Nahrungsergänzungen aufzunehmen, um auf der sicheren Seite zu sein. Äußerst selten können nach dem Verzehr von Isoflavonen und von Soja – wie bei jedem anderen Lebensmittel auch – allergische Reaktionen auftreten. Sollte dies der Fall sein, ist es ratsam, das Produkt sofort abzusetzen.

Wie lange dauert es, bis die Wirkung der Isoflavone eintritt?

Hormonelle Umstellungen brauchen ihre Zeit. In klinischen Untersuchungen an Frauen mit Wechseljahrbeschwerden konnte gezeigt werden, dass es vier bis sechs Wochen – manchmal auch zwei bis drei Monate – dauern kann, bis Frauen eine deutliche Erleichterung ihrer Beschwerden spüren. Die verschiedenen Symptome bessern sich dabei mit unterschiedlicher Geschwindigkeit, so dass sich das breite Spektrum der positiven Effekte erst nach und nach einstellt. Sollte sich nach drei bis vier Monaten keine Wirkung zeigen, dann ist es empfehlenswert, mit einem Therapeuten darüber zu sprechen. Gemeinsam lässt sich sicherlich eine neue Strategie entwickeln.

Wie lange können Isoflavone gegen Probleme in den Wechseljahren angewendet werden?

Wechseljahrbeschwerden ziehen sich häufig über Jahre hin. In moderater Dosierung bis 60 Milligramm pro Tag können die Isoflavone nach heutiger Kenntnis selbst über längere Zeiträume hinweg ohne Risiko genommen werden. Dies zeigt die Erfahrung von asiatischen Frauen, die zeitlebens Isoflavone mit der Nahrung verzehren. Mehr noch: Bei langfristiger, dosierter Zufuhr offenbaren die Isoflavone noch viele weitere gesundheitsfördernde Eigenschaften – zum Beispiel auf die Knochenfestigkeit, die Gedächtnisleistung und das Herz-Kreislauf-System.

Was können Frauen in den Wechseljahren sonst noch für ihre Gesundheit tun?

- Bewegung hilft: Regelmäßiges Joggen, Radfahren oder Schwimmen stärkt das Herz-Kreislauf-System und trägt dazu bei, dass die Knochen im Alter nicht so leicht porös werden. Scheint dazu noch die Sonne, dann bildet der Körper ganz nebenbei Vitamin D, den Vitalstoff für gesunde Knochen und die Stärkung des Immunsystems.

- Eine vielseitige, fett- und fleischarme Ernährung mit hohem Anteil an pflanzlichen Lebensmitteln (Obst, Gemüse, Vollkornprodukte) senkt das Risiko für Herz-Kreislauf-Erkrankungen. Knochen, Haut und Gelenke benötigen dabei eine Extraportion Vitalstoffe wie Vitamin C und E. Weitere wertvolle Stoffe sind Zink und Biotin. Auch Nachtkerzenöl unterstützt den Stoffwechsel – insbesondere bei Frauen in der sensiblen Zeit der Wechseljahre (siehe Seite 46).

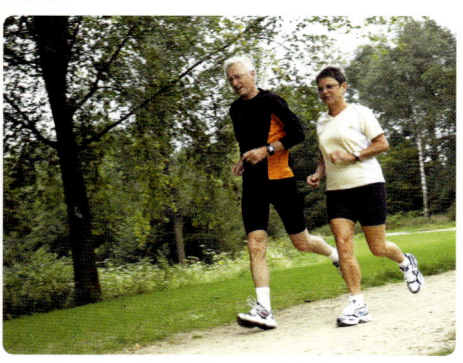

Wer sich regelmäßig bewegt, stärkt die Knochen und beugt Osteoporose vor.

- Eine positive Lebenseinstellung hält gesund – Stress und negative Gefühle machen dagegen krank.

- Kneipp lässt grüßen: Heiß-kalt-Wasseranwendungen stärken Herz und Kreislauf und wirken Wunder bei lästigen Schweißausbrüchen.

- Genussgifte ade: Rauchen und Alkohol sind die Todfeinde für Frauen in den Wechseljahren – wie für alle anderen Menschen auch.

Isoflavone können mehr

3

Es gibt viele gute Gründe, Isoflavone regelmäßig zu verzehren. Denn diese Multitalente in punkto Gesundheit weisen eine breite Palette an positven Eigenschaften auf, die längst nicht auf die Hormon-regulierung bei Frauen in den Wechseljahren beschränkt ist.

Sie ...

- weisen freie Radikale in ihre Schranken und beugen damit Altersbeschwerden und vielen Krankheiten vor,
- schützen das Herz-Kreislauf-System, indem sie den Choles-teringehalt im Blut und das Thromboserisiko senken, die Blutgefäße flexibler halten und die Durchblutung fördern,
- wirken sich günstig auf die Knochengesundheit aus,
- sind ein Jungbrunnen für die Haut und
- halten unsere grauen Zellen fit.

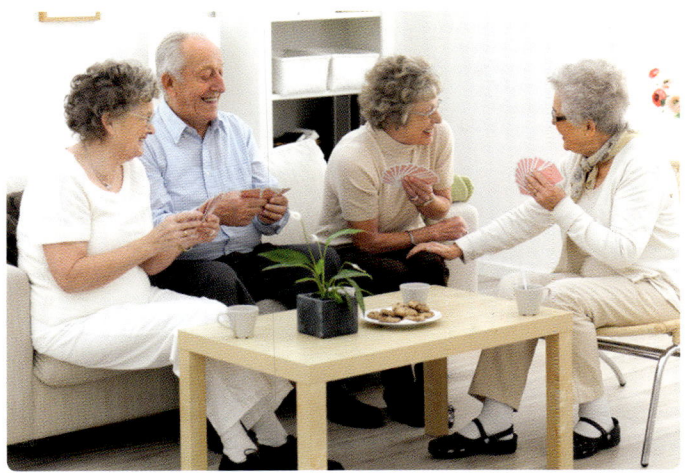

Erfolgreich auf der Jagd nach freien Radikalen

Die Bezwinger freier Radikale, sogenannte Antioxidantien, sind immens wichtig für unsere Gesundheit, denn ein Zuviel an freien Radikalen kann im Körper massive Schäden anrichten. In kleiner Menge sind sie für den normalen Stoffwechselablauf unentbehrlich. Bei körperlichem und geistigem Stress erobern die angriffsfreudigen Teilchen allerdings explosionsartig Terrain in unserem Organismus und gewinnen die Oberhand. Auch Alkohol, Rauchen, Umweltverschmutzung, Röntgen- oder UV-Strahlung und Krankheiten wie Diabetes tragen beträchtlich zur Bildung eines Übermaßes an schädlichen Radikalen bei.

Freie Radikale sind äußerst aggressive Moleküle, die Zellmembranen, Fette, Proteine und die Erbsubstanz in unseren Zellen angreifen und sie zu zerstören versuchen. Sie reagieren wahllos mit Stoffen, die ihnen begegnen, und verwandeln dabei kurzerhand wertvolle Substanzen in überflüssigen Müll. Ab einer bestimmten Anzahl von Attacken halten die Reparaturmechanismen unseres Körpers, die es glücklicherweise gibt, nicht mehr Schritt. Schädliche Stoffwechselprodukte häufen sich dann im Organismus an und die Funktions- und Teilungsfähigkeit der Zellen sinkt. Viele im Alter auftretenden Krankheiten werden von freien Radikalen mit verursacht – vom Herzinfarkt bis zu Alzheimer. Radikale hinterlassen auch deutliche Spuren in unserem Gesicht, denn Altersflecken und die Falten in der Haut sind ebenfalls ihr Werk. Wird die Erbsubstanz (unsere Gene) durch die aggressiven Moleküle verändert, kann dadurch sogar Krebs entstehen. Antioxidantien, die diese Radikale abwehren, sollten wir also immer in ausreichender Menge in unserem Körper haben.

Und hier kommen die Isoflavone ins Spiel. Sie sind Antioxidantien. Als besonders starker Gegenspieler der freien Radikale gilt das Soja-Isoflavon Genistein – gefolgt von Daidzein, Biochanin A und

Formononetin. Aufgrund ihrer antioxidativen Kraft helfen die Isoflavone, Arteriosklerose und anderen durch freie Radikale verurs-
achten Krankheiten vorzubeugen. Auch zum Schutz vor vorzeitigen
Alterungsprozessen wie der der Haut können Genistein und Co. als
Antioxidantien beitragen.

Permanenter Angriff durch „einsame" Elektronen

Exkurs

Freie Radikale sind chemische Verbindungen, welche ein
oder mehrere ungepaarte, sogenannte freie Elektronen besitzen. Diese „einsamen" Elektronen streben danach, einen
Partner zu finden. Dafür müssen sie anderen Molekülen
Elektronen entreißen. Diese wiederum werden bei dem Prozess meist so verändert, dass ihre Funktion beeinträchtigt
ist und sie für die Zellen im Extemfall wertlos sind. Chemiker
geben diesem „Elektronendiebstahl" einen Namen:
Sie nennen diesen Vorgang Oxidation.

Freie Radikale treten im menschlichen Organismus nicht
vereinzelt in Erscheinung, sondern in Größenordnungen, die
kaum vorstellbar sind. Ein einziger Zug an einer Zigarette beispielsweise setzt 100 Billionen dieser aggressiven Teilchen
frei. Je konsequenter und früher wir uns gegen diese Inva-
sion wehren, desto größer ist die Chance, dass sie keinen
oder nur einen geringen Schaden anrichten.

Unsere Helfer im Kampf gegen die kleinen Angreifer
heißen Antioxidantien oder Radikalfänger. Diese Abwehr-
truppe ist in der Lage, freie Radikale unschädlich zu
machen, dadurch das Risiko für Schäden an körpereigenen
Substanzen sowie Zellen und somit möglicherweise auch
die Wahrscheinlichkeit für viele Krankheiten zu senken und
Alterungsprozesse zu verlangsamen. Sie werden als Antioxidantien bezeichnet, weil sie verhindern, dass die Radikale
anderen Stoffen Elektronen „rauben", diese also oxidieren.

Radikalfänger können wir mit der Nahrung (vor allem mit
Obst und Gemüse) oder in Form von Nahrungsergänzungs-
mitteln aufnehmen. Sie neutralisieren die zerstörerischen

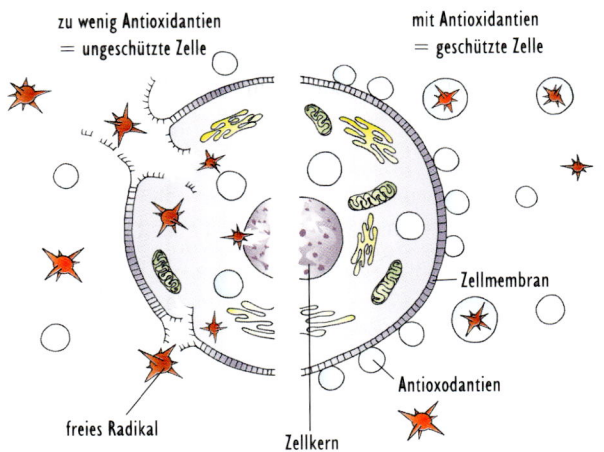

zu wenig Antioxidantien
= ungeschützte Zelle

mit Antioxidantien
= geschützte Zelle

Zellmembran

Antioxodantien

freies Radikal

Zellkern

Wenn eine Zelle zu wenig Antioxidantien aufweist, dann kann sie durch freie Radikale geschädigt oder zerstört werden (links). Besitzt sie genügend Antioxidantien, ist sie vor Angriffen geschützt (rechts).

Moleküle und wandeln sie in stabile und harmlose Stoffwechselprodukte um. Bei diesem Prozess werden die Antioxidantien selbst verbraucht – deshalb müssen wir ständig für Nachschub sorgen.

Schutz und Fitness für Herz und Kreislauf

Herz-Kreislauf-Erkrankungen belegen in den meisten Ländern Spitzenplätze in der Todesursachenstatistik. Vor allem Männer sind davon betroffen, denn in jungen Jahren bieten die körpereigenen Östrogene Frauen einen natürlichen Schutz ihrer Blutgefäße. Mit der sinkenden Hormonproduktion während und nach den Wechseljahren ist es damit allerdings vorbei, und daher steigt das Risiko für Herz-Kreislauf-Erkrankungen bei Frauen zwischen dem 50. bis 60. Lebensjahr stark an.

Von diesem Alter an ist die Wahrscheinlichkeit, einen Herzinfarkt zu erleiden, bei einer Frau durchschnittlich genauso groß wie bei einem Mann. Ein wesentlicher Grund dafür: Durch die abnehmende Östrogenproduktion steigt die Konzentration an die Blutgefäße schädigendem „schlechten" LDL-Cholesterin, während die Menge des die Blutgefäße schützenden „guten" HDL-Cholesterins sinkt. Die Folgen sind bekannt: Die Arterien „verkalken". Sie werden dadurch weniger flexibel und können Blutdruckschwankungen schlechter verkraften. Die Wahrscheinlichkeit für kleine Risse und Verletzungen steigt. Dadurch kommt es zu Entzündungen und feinen Vernarbungen in den Gefäßen. Das wiederum nimmt den Arterien noch mehr von ihrer natürlichen Elastizität.

Fachsprachlich nennen wir die „Verkalkung" der Blutgefäße Arteriosklerose. Und dieser Begriff zeigt bereits, was dabei geschieht, denn Sklerose heißt nichts anderes als Verhärtung. Sie kann schlimme Folgen wie Herzinfarkt und Schlaganfall haben. Deswegen ist es insbesondere für Männer und für Frauen nach den Wechseljahren besonders wichtig, sich aktiv davor zu schützen.

Isoflavone haben wegen ihrer Fähigkeit, die Risiken für Herz-Kreislauf-Erkrankungen zu senken und die Gesundheit der Blutgefäße zu fördern, in Forscherkreisen schon lange die Aufmerksamkeit auf sich gezogen. Die Wirkung dieser Pflanzenstoffe als Balsam für unser Herz-Kreislauf-System stützt sich gleich auf mehrere Säulen, denn die vielseitigen Isoflavone der Sojapflanze führen zu

- **sinkender Thrombosegefahr:** Vor allem das Isoflavon Genistein greift in den Prozess der Blutgerinnung ein. Das Risiko für die Bildung von Blutgerinnseln (Thrombosen) wird vermindert, weil das Genistein das Zusammenklumpen der Thrombozyten (Blutplättchen) hemmen kann.
- **flexiblen, dehnbaren Blutgefäßen:** Wissenschaftliche Untersuchungen haben ergeben, dass bei einer regelmäßigen Isoflavonaufnahme die Arterien um bis zu 26 Prozent dehnbarer werden. Es ist leicht nachzuvollziehen, wie wichtig solche flexiblen Blutgefäße gerade während großer körperlicher

Anstrengung und bei Stress sind. Denn besonders in solchen Momenten schießen Blutdruck und Puls in die Höhe. Unser Herz und unsere Gefäße sind im wahrsten Sinne des Wortes jetzt einem enormen Druck ausgesetzt.

- **einem niedrigeren Blutcholesteringehalt:** Isoflavone helfen, sowohl den Gehalt am Gesamtcholesterin als auch an dem „schlechten" LDL-Cholesterin im Blut zu senken, wie mit vielen verschiedenen Studien an Menschen gezeigt wurde. Damit sinkt das Risiko für die Blutgefäße, zu verkalken.

- **einer besseren Durchblutung:** Neuesten wissenschaftlichen Erkenntnissen zufolge scheinen sich die Isoflavone der Sojabohne günstig auf die Stickstoffmonoxid-Freisetzung auszuwirken. Stickstoffmonoxid (NO) führt zu entspannteren und erweiterten Blutgefäßen und trägt so zu einer besseren Blutversorgung der Organe bei. Es hilft, den Blutdruck zu regulieren und das Herz zu entlasten.

- **möglicherweise weiteren positiven Veränderungen:** Erste Hinweise gibt es auch darauf, dass Isoflavone helfen, den Triglyceridgehalt (Hauptbestandteil von Fetten) im Blut und den Blutdruck zu senken – beide Faktoren steigern das Risiko für Herz-Kreislauf-Erkrankungen. Darüber hinaus haben Untersuchungen ergeben, dass die pflanzlichen Östrogene den Blutzucker durch ihre Wirkung auf die Insulinresistenz positiv beeinflussen und den Gehalt an gutem HDL-Cholesterin erhöhen können. Zum Teil steht die Forschung aber erst am Anfang und hat zu widersprüchlichen Ergebnissen geführt, so dass erst weitere Untersuchungen Klarheit bringen müssen.

Isoflavone und ihre Wirkung auf das Cholesterin

Bringen wir an dieser Stelle die Asiaten erneut ins Spiel. Herzkrankheiten treten bei Chinesen, Japanern und Südostasiaten seltener auf als bei Menschen, die in Europa oder den USA leben. Wieder einmal finden wir eine wesentliche Ursache für diesen Unterschied in der Ernährungsweise und wieder einmal spielen die Isoflavone aus Sojabohnen dabei eine Hauptrolle. Wie die körpereigenen Östrogene schützen diese pflanzlichen Substanzen das Herz und die Blutgefäße, und dafür ist vor allem ihr günstiger Einfluss auf den Cholesteringehalt im Blut von Bedeutung.

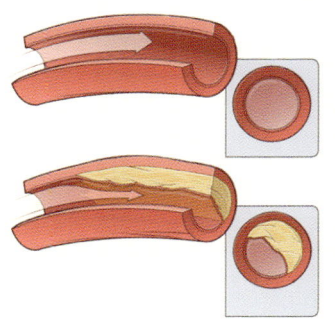

An sich ist Cholesterin nicht nur schlecht – wie landläufig behauptet wird. Es hat auch seine guten Seiten und ist sogar lebensnotwendig – zum Beispiel als wertvoller Bestandteil der Zellmembranen, für die Fettverdauung und die Hormonbildung. Entscheidend dafür, ob ein hoher Cholesterinwert im Blut das Herz-Kreislauf-System schädigt, ist dabei nicht so sehr der Gesamtcholesteringehalt, sondern vor allem die Menge

Oben: Ein freies Blutgefäß ohne „Verkalkung", das Blut kann gut hindurchfließen.
Unten: Ein Gefäß, in dem sich Plaques gebildet haber. Diese behindern den Blutstrom.

an „schlechtem" LDL-Cholesterin (Low Density Lipoprotein). Ist der Blutspiegel an LDL-Cholesterin hoch, dann verbleiben die LDL-Teilchen lange im Blut und werden von freien Radikalen oxidiert. Dieses oxidierte LDL-Cholesterin lagert sich in Form von Plaques an den Gefäßwänden ab und verengt dadurch die Blutgefäße – mit den bekannten Folgen. Besonders kritisch ist das, wenn die Menge an oxidiertem LDL-Cholesterin hoch, die des „guten" HDL-Cholesterin (High Density Lipoprotein) hingegen niedrig ist. HDL-Cholesterin ist herzfreundlich und schützt die Blutgefäße.

Die Erkenntnis, dass Isoflavone den LDL-Cholesteringehalt des Blutes und damit das Risiko für Herz-Kreislauf-Erkrankungen senken, ist nicht neu. Erste Belege dafür liefern Forschungsarbeiten, die bereits vor mehr als 30 Jahren entstanden sind. Insgesamt 38 Studien zu dem Thema haben Dr. James W. Anderson und seine Kollegen von der Universität Kentucky in einer sogenannten Metaanalyse ausgewertet. Das Ergebnis war bemerkenswert: Der Blutfettgehalt nahm bei einer durchschnittlichen Aufnahme von 47 Gramm Sojaprotein pro Tag deutlich ab. Der Rückgang des LDL-Cholesterins betrug im Schnitt 12,9 Prozent, der des Gesamtcholesterins 9,3 Prozent.

Den Angaben der US-amerikanischen Gesundheitsbehörde Food and Drug Administration zufolge kann der Verzehr von mindestens 25 Gramm Sojaprotein pro Tag den Cholesterinspiegel im Blut und damit das Risiko einer Herzerkrankung senken. Die Behörde beruft sich dabei auf mehr als 50 Studien zu diesem Thema.

Die exakten Mechanismen, die der Wirkung der Isoflavone zugrunde liegen, sind im Einzelnen noch nicht genau geklärt. Einerseits scheinen Isoflavone an der Regulation von Cholesterin-Rezeptoren beteiligt zu sein und andererseits spielt die antioxidative Eigenschaft des Genisteins hierbei wohl eine große Rolle (siehe Seite 33). Demnach verhindert das Soja-Isoflavon Genistein, dass freie Radikale LDL-Cholesterin oxidieren und dabei in das besonders gefährliche LDL-Cholesterin umwandeln können – und damit sinkt die Wahrscheinlichkeit, dass sich Ablagerungen an den Blutgefäßen bilden können.

Isoflavone schützen auch Männer vor dem Infarkt

Anders als bei Frauen sinkt die Produktion der Sexualhormone beim Mann im Laufe des Lebens nicht plötzlich, sie geht allmählich zurück. Wie beim weiblichen Geschlecht durch den Rückgang der Östrogene können bei älteren Männern durch den verminderten

Gehalt des Geschlechtshormons Testosteron Beschwerden auftreten. Abgeschlagenheit, depressive Verstimmungen, Hitzewallungen, Kopfschmerzen, Nachlassen der Leistungsfähigkeit, Potenzstörungen und Schwindelanfälle kennzeichnen die Wechseljahre des Mannes. Wenn es um die Potenz des „starken Geschlechts" geht, hat indes nicht nur das Testosteron seine Finger im Spiel, Östrogene sind ebenfalls mit von der Partie. Fehlen diese vermeintlich rein weiblichen Hormone, kommt es zur Impotenz – umgekehrt kann ein Zuviel an Östrogenen zur Verweiblichung führen.

Östrogene schützen alle Menschen, ob männlichen oder weiblichen Geschlechts, vor Osteoporose und Herz-Kreislauf-Erkrankungen. Da Männer in jungen Jahren weniger Östrogene im Körper haben als Frauen und damit einen geringeren Schutz besitzen, besteht bei ihnen schon früher das Risiko, einen Herzinfarkt zu bekommen. Genau hier liegt die Stärke der Pflanzenöstrogene. Isoflavone entfalten im Vergleich zu den im Körper gebildeten oder den synthe-

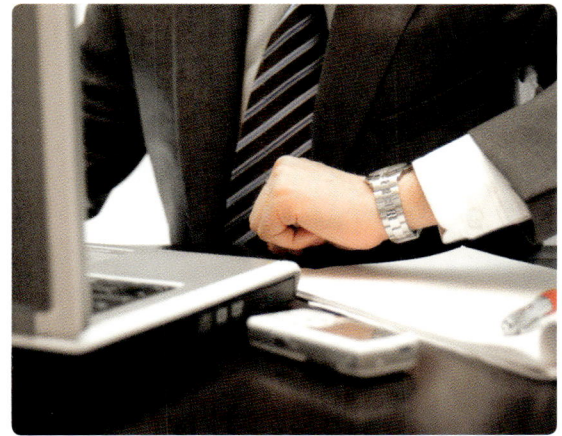

Männern fehlen Östrogene. Daher riskieren sie in jungen Jahren eher einen Herzinfarkt als Frauen.

tischen Östrogenen wesentlich schwächere hormonelle Wirkungen. Damit besteht auch bei höheren Dosierungen nicht die Gefahr der Verweiblichung, wie manche Männer befürchten. Die vorbeugende Wirkung gegen Herz-Kreislauf-Beschwerden geht allerdings nicht verloren. Mehr noch: Experten sind der Ansicht, dass Isoflavone Männer auch vor Osteoporose schützen können.

Gesund bis auf die Knochen

Während wir mit zunehmendem Alter immer mehr Angst vor der Arterienverkalkung haben, fürchten wir bei unseren Knochen genau das Gegenteil: die Entkalkung. Die Knochenmasse nimmt nämlich im Laufe des Lebens ab. Dieser Prozess beginnt schon vom 35. Lebensjahr an. Ein Mangel an Östrogenen ist eine der Hauptursachen für die Entstehung von Osteoporose. Bei dieser landläufig als Knochenschwund bezeichneten Erkrankung werden die Knochen durch den Verlust an Substanz und Dichte allmählich weniger stabil, so dass das Risiko für Knochenbrüche enorm steigt. Es geht also nicht nur „Kalk" verloren, der Knochen verliert auch seine übrigen Strukturbestandteile. Dies geschieht vor allem an den Oberschenkelhals- und den Unterarmknochen sowie an den Wirbeln. Ist die Wirbelsäule betroffen, kann das zu unerträglichen Rückenschmerzen und einer gebeugten Körperhaltung, dem sogenannten „Witwenbuckel", führen.

> **Osteoporose** wird unter anderem durch Hormonmangel verursacht. Mindestens jede vierte Frau nach den Wechseljahren leidet unter dieser Alterskrankheit.

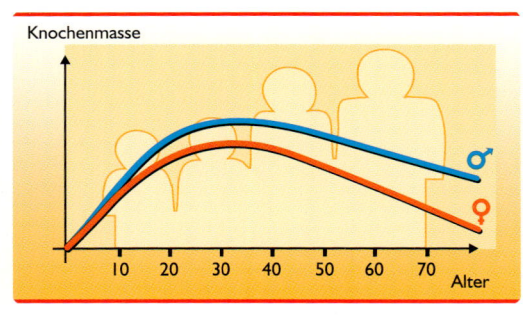

Die Knochensubstanz nimmt im Alter vor allem bei Frauen stark ab.

Osteoporose entwickelt sich meist schleichend und verursacht in der Anfangsphase selten Beschwerden. Schätzungen zufolge betragen die Kosten, die durch die medizinische Versorgung von Osteoporosekranken entstehen, jährlich fünf bis sechs Milliarden Euro allein in Deutschland. Mindestens ein Viertel aller Frauen in der Postmenopause leidet vor allem als Folge der im Alter schwindenden Östrogenproduktion an Knochenschwund. Auch bei älteren Männern tritt das Krankheitsbild gehäuft auf. Insgesamt sind fast acht Millionen Bundesbürger über 50 Jahre an Osteoporose erkrankt. Und die zunehmende Überalterung der Gesellschaft lässt kaum Hoffnung aufkeimen, dass die Zahl der Betroffenen in Zukunft sinken könnte. Im Gegenteil, Vorsorge tut mehr denn je Not.

Nur ausreichend mit Mikronährstoffen versorgte Knochen besitzen auch im Alter eine hohe Stabilität. Allen voran sind Kalzium und Vitamin D sehr wichtig für die Knochengesundheit. Aber auch Isoflavone und einige andere Stoffe können ihren Teil dazu beitragen, dem im Alter drohenden Knochenschwund vorzubeugen und einen erhöhten Schutz vor Knochenbrüchen zu bieten. Die pflanzlichen Hormone stimulieren den Knochenstoffwechsel. Sie unterstützen die Einlagerung von Mineralstoffen, vor allem von Kalzium, erhöhen die Knochendichte und verzögern den Abbau der Knochen.

Unter anderem belagern die Isoflavone die Östrogenrezeptoren in den Knochen und lösen auf diese Weise hormonartige Wirkungen aus. Von Östrogenen wird angenommen, dass sie die Aktivität der knochenbildenden (Osteoblasten) und der knochenabbauenden Zellen (Osteoklasten) beeinflussen, die Kollagensynthese in den Knochen steigern und verhindern, dass Kalzium aus dem Skelett abgebaut wird.

Die knochenstarke Wirkung der Isoflavone wird durch wissenschaftliche Studien und Untersuchungen gestützt.

Hier drei Beispiele:

- In einer japanisch-amerikanischen Studie hat sich gezeigt, dass sich die Knochendichte der Wirbelsäule bei Frauen in den Wechseljahren durch Soja-Isoflavone nach sechsmonatiger Verwendung um mehr als fünf Prozent steigern ließ. Die Versuchsteilnehmerinnen erhielten über einen Zeitraum von 24 Wochen isoflavonreiches Sojaprotein, isoflavonarmes Sojaprotein oder isoflavonfreies Weizenprotein (Kontrollgruppe). In der Gruppe mit isoflavonreicher Ernährung nahmen die Knochendichte bis zum Versuchsende um 5,6 Prozent und der Mineralstoffgehalt in den Knochen um 10,1 Prozent zu; bei den mit isoflavonarmem Sojaprotein behandelten Frauen und in der Kontrollgruppe wurde dieser Effekt nicht beobachtet.

- Die positive Wirkung auf den Knochenstoffwechsel wird durch eine 2009 veröffentlichte US-amerikanische klinische Studie bestätigt, an der insgesamt 403 ältere Frauen teilnahmen. Ergänzend zur Nahrung verzehrte ein Teil der Versuchssteilnehmerinnen täglich Isoflavone, Kalzium und Vitamin D. Nach 12 und 24 Monaten wurde die Knochendichte ermittelt. Das Ergebnis der Messungen überrascht nicht: Die Frauen, die täglich Isoflavone nahmen, wiesen nach einem und nach zwei Jahren eine höhere Knochendichte auf als die Personen der Kontrollgruppe, die keine pflanzlichen Hormone bekamen.

- Eine Untersuchung an japanischen Frauen nach den Wechseljahren, die seltener an Osteoporose erkranken als Frauen in den westlichen Industrienationen, stützt die Bedeutung der Isoflavone für gesunde, starke Knochen ebenfalls. Bei den Versuchsteilnehmerinnen wurde ein höherer Knochenmineralgehalt der Lendenwirbelsäulenknochen festgestellt, sofern sich diese Frauen sojareich ernährt hatten.

Weitere Forschungsergebnisse deuten in die gleiche Richtung: Der Verzehr von Isoflavonen ist neben anderen Vitalstoffen eine wichtige Stütze zur Osteoporoseprophylaxe, insbesondere wenn frühzeitig mit der Anwendung begonnen wird. Klinischen Erfahrungen zufolge ist es schon für Frauen ab 35 Jahren sehr sinnvoll, dem Knochenabbau mit Isoflavonen vorzubeugen.

Die Spuren der Zeit glätten

Untrügerisch hinterlässt die Zeit ihre Spuren auf unserer Haut. Zunächst tauchen die ersten Fältchen auf, die sich nach und nach tiefer eingraben. Und so wird die einst glatte Haut der Jugend langsam welk. Bereits um das 40. Lebensjahr beginnt die hormonell bedingte Hautalterung. Die Neubildung der Zellen ist nun zunehmend eingeschränkt, die Haut wird dünner, ihre Elastizität nimmt ab und Wunden heilen langsamer. Zwar entwickeln sich die ersten Falten schon im Alter von 20 Jahren, aber mit feuchtigkeitshaltigen Cremes lassen sie sich meist noch sehr gut kaschieren. Später hilft dann nur noch die ergänzende Pflege von innen – zum Beispiel mit Hilfe von Isoflavonen aus der Sojabohne.

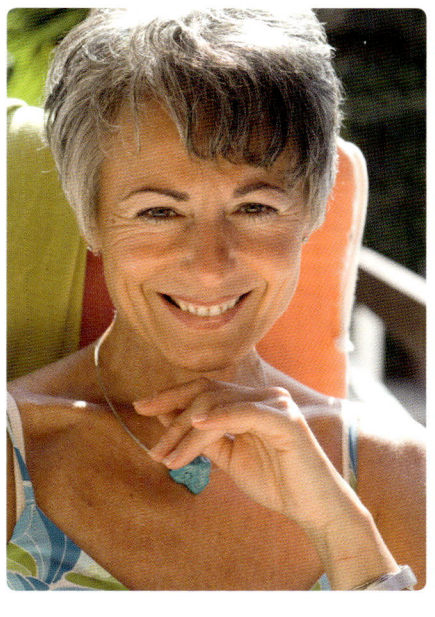

Denn der spätestens in den Wechseljahren sinkende Östrogenspiegel beschleunigt das Älterwerden der Haut. Die Substitution mit synthetischen Hormonen verzögert diese Prozesse bei Frauen, deren natürliche Hormonproduktion nachlässt.

Weil die Soja-Isoflavone Genistein und Daidzein den Östrogenen in ihrer Struktur ähneln und deswegen ähnliche Reaktionen im Körper hervorrufen, helfen auch sie, die Zeichen der Zeit hinauszuzögern. Typische Alterungserscheinungen wie der Verlust von Spannkraft und Festigkeit sowie die Trockenheit der Haut können mit Hilfe dieser pflanzlichen Hormone positiv beeinflusst werden, wie Studien belegen. Vitalstoffe wie die Vitamine C und E, Biotin, Mineralstoffe wie Zink und pflegendes Nachtkerzenöl (siehe Seite 46) unterstützen die

Isoflavone dabei, das vorzeitige Altern zu bremsen. Sie regen den Zellstoffwechsel sowie die Kollagenproduktion an und schützen vor der zerstörerischen Wirkung von freien Radikalen, die vor allem durch UV-Licht in der Haut entstehen.

Die Bedeutung der Isoflavone für das Jungbleiben der Haut hat eine ganz aktuelle brasilianische Studie, veröffentlicht 2009, untermauert. 30 Frauen nach den Wechseljahren verzehrten ein halbes Jahr täglich Isoflavone. Danach hatte die Dicke der Epidermis (die äußerste Hautschicht oder Oberhaut) um 9,5 Prozent zugenommen. Bei 86 Prozent der Frauen erhöhte sich im selben Zeitraum die Kollagenmenge in der blutgefäßreichen, mit Kollagen- und elastischen Fasern durchzogenen Dermis (Lederhaut), was die Elastizität und Spannkraft der Haut günstig beeinflusst. Bei 76 Prozent der Frauen stieg die Zahl der elastischen Fasern und der Blutgefäße in der Unterhaut. Und diese Ergebnisse sind kein Einzelfall. Bestätigt werden sie in einer weiteren Studie, an der 90 ältere Frauen teilnahmen. Bei ihnen wirkten sich die Soja-Isoflavone nach nur sechs Monaten ebenfalls positiv auf die Dichte, die Elastizität und die Feuchtigkeit der Haut aus. Vor diesem Hintergrund wundert es nicht, dass jüngste Untersuchungen am Institut für experimentelle Dermatologie der Universität Witten/Herdecke ergeben haben, dass Isoflavone – kombiniert mit Vitaminen und Mineralstoffen – die Oberflächenstruktur der Haut nach nur zwölfwöchiger Anwendung glätten.

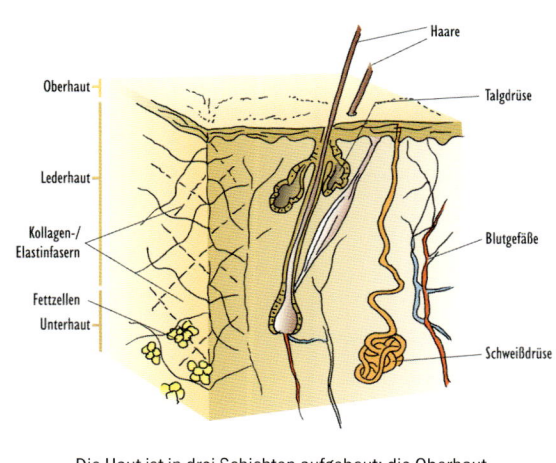

Oberhaut

Haare

Talgdrüse

Lederhaut

Kollagen-/
Elastinfasern

Blutgefäße

Fettzellen
Unterhaut

Schweißdrüse

Die Haut ist in drei Schichten aufgebaut: die Oberhaut, die Lederhaut und die Unterhaut.

Auch bei Frauen, die Ende 20 oder Anfang 30 Jahre alt sind, zeigen die Isoflavone Wirkung: Bereits nach zwölfwöchigem Verzehr von Isoflavonen gingen bei ihnen die feinen Fältchen an den Augenwinkeln zurück und die Elastizität der Haut verbesserte sich an diesen Stellen – so das Resümee einer 2007 veröffentlichten japanischen Studie. Das ist Anti-Aging von innen. Alles deutet darauf hin: Isoflavone können herkömmlichen, äußerlich angewendeten Pflegeprodukten durchaus ernste Konkurrenz machen.

Ein starkes Team: Diese Substanzen unterstützen die Isoflavone

Isoflavone sind insbesondere in Kombination mit sorgsam ausgewählten Vitalstoffen eine wertvolle Nahrungsergänzung, die vor allem für Frauen in und nach den Wechseljahren sinnvoll ist. Zu den starken Partnern der Isoflavone gehören die folgenden:

- Die **Vitamine C und E** sind nicht nur in den Wechseljahren notwendig. Sie sind sehr wichtige Radikalfänger, die die körpereigenen antioxidativen Systeme unterstützen (siehe Seite 32) und somit der vorzeitigen Hautalterung und Erkrankungen, die durch freie Radikale verursacht oder beschleunigt werden, vorbeugen.

- **Biotin** ist für die Funktion von Haut, Haaren und Nägeln unentbehrlich. Insbesondere in den Wechseljahren, wenn die Elastizität und die Feuchtigkeit der Haut zurückgehen, ist es hilfreich, diesen ungeliebten Veränderungsprozessen mit Biotin entgegenzusteuern. 1901 von ihrem Entdecker zunächst „Bios" genannt erhielt die Substanz in den 1930er Jahren ihren Namen Biotin, wird wegen ihres bevorzugten Wirkortes, der Haut, aber häufig auch als Vitamin H bezeichnet. Biotin ist Bestandteil wichtiger Enzyme. Die Substanz wird für den Aufbau von Keratin, einem wichtigen Bestandteil der Haare und Nägel, sowie für den Auf- und Abbau von Fettsäuren benötigt, ist an der Synthese von Glukose beteiligt und beeinflusst damit den Blutzuckerspiegel. Außerdem spielt das Vitamin für die Zellteilung und das Zellwachstum eine Rolle. Eine nicht optimale Biotinversorgung wirkt sich nicht nur auf Haut, Haare und Nägel aus, sondern beeinflusst auch die Stimmung und die Körperkraft negativ.

- Wie die Vitamine C und E unterstützt **Zink** antioxidative Systeme und hilft damit, dem zerstörerischen Treiben von freien Radikalen entgegenzuwirken. Zudem unterstützt der Mineralstoff viele Körperfunktionen, darunter das Immunsystem und den Aufbau von Haut und Haaren – vor allem als Zinkgluconat, welches sehr leicht vom Körper verwertet werden kann.

- **Nachtkerzenöl** enthält neben einem hohen Anteil der mehrfach ungesättigten Fettsäuren Linolsäure und Gamma-Linolensäure gesundheitlich wertvolle Aminosäuren, Mineralien und Vitamine, insbesondere Vitamin E. Gamma-Linolensäure und Linolsäure dienen als Ausgangssubstanzen für die Bildung von Gewebshormonen und sind Bestandteil von Zellmembranen. Deswegen spielen sie eine wichtige Rolle bei der Stoffwechselregulierung, der Zellfunktion, dem Hormonhaushalt und dem Immunsystem. Nachtkerzenöl eignet sich ausgezeichnet als Pflegeprodukt für Haut und Haare – egal, ob innerlich oder äußerlich angewendet.

Fitness für die grauen Zellen

Mit dem Alter steigt nicht nur das Risiko, dass Herz und Knochen schwächer werden, auch unsere kognitiven Fähigkeiten wie die Gedächtnisleistung können schwinden. Erste wissenschaftliche Arbeiten liefern Hinweise dafür, dass durch die Gabe von Isoflavonen das Risiko für die Alzheimererkrankung nach der Menopause gesenkt werden kann.

„Soja: für ein geringeres Alzheimer-Risiko" – so titelte die Deutsche Apotheker-Zeitung am 19. April 2001. In diesem Bericht wird eine wissenschaftliche Studie vorgestellt, die an 45 älteren weiblichen Affen vorgenommen wurde. Das Ergebnis: Bei den Tieren, die isoflavonhaltige Sojaprodukte erhielten, traten weniger Proteinablagerungen im Gehirn auf als bei Affen, deren Nahrung frei von Soja-Isoflavonen war. Verantwortlich für das damit einhergehende verminderte Alzheimer-Risiko, so berichteten Wissenschaftler der Universität von Alabama bei einem Treffen der American Chemical Society 2001 in San Diego, seien die in den Sojaprodukten enthaltenen Isoflavone gewesen. Diese würden der Bildung von Proteinplaques im Gehirn entgegenwirken.

Auch Studien am Menschen haben gezeigt, dass Isoflavone das Kurzzeitgedächtnis, die geistige Flexibilität und Aufmerksamkeit tatsächlich positv beeinflussen. Woran das liegt? Bislang gibt es nur wage Erklärungsmodelle. Unter anderem wird angenommen, dass die durchblutungsfördernde Wirkung der Isoflavone die kognitiven Leistungen verbessern könnte. Die derze t vorliegenden Erkenntnisse reichen damit noch nicht aus, um einen klaren Zusammenhang zwischen erhöhter Isoflavonaufnahme und sinkendem Alzheimer-Risiko sowie verbesserter Gedächtnisleistung beim Menschen herzustellen. Sie lassen jedoch hoffen, dass Pflanzenöstrogene in naher Zukunft erfolgreich im Kampf gegen diese gefürchtete Alterserkrankung eingesetzt werden könnten.

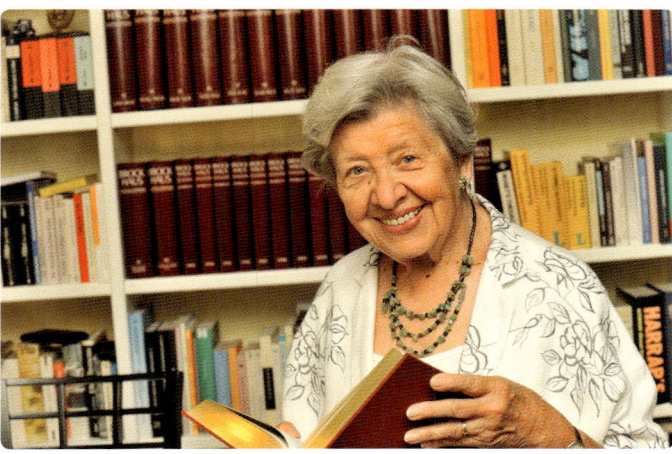

Auch im Alter geistig voll auf der Höhe zu sein und das Leben zu genießen – davon träumen alle Menschen.

Die Sojabohne –
der Star aus Fernost

4

Die wichtigsten Vertreter der Pflanzenöstrogene sind neben den Lignanen, die in Leinsamen, Sonnenblumenkernen sowie in verschiedenen Obst- und Gemüsesorten zu finden sind, die Isoflavone. Das sind meist gelblich gefärbte Pflanzenfarbstoffe, die in Hülsenfrüchten wie Linsen, Erbsen und Bohnen, in einigen Getreidearten und in Rotklee enthalten sind. Mit Abstand der Isoflavonlieferant Nummer eins sind jedoch die Sojabohnen. In ihr kommen zwei Isoflavone vor, das Genistein und das Daidzein, in Spuren darüber hinaus Biochanin A und Formononetin.

Wissenschaftlich Glycine Soja genannt wird die Sojapflanze in etwa 1.000 verschiedenen Sorten angebaut, deren Blüten an die von Orchideen erinnern. Sie wächst buschig und wird bis zu einem Meter hoch. Ihre gelben, grauen, braunen oder schwarzen Hülsen sind behaart und enthalten bis zu fünf Samen. Die ursprünglich aus China stammende Sojapflanze ist eine der ältesten Kulturpflanzen überhaupt und wird in Asien seit 4.000 Jahren als Öl- und Nährstoffquelle angebaut. In Europa eingeführt wurde sie 1712 von dem deutschen Botaniker Engelbert Kämpfer. Ihr Siegeszug als Nutzpflanze begann im Westen allerdings erst mehr als zwei Jahrhunderte später. Vor allem in den Vereinigten Staaten von Amerika sollte sich aus dem Anbau und der Verarbeitung von Soja ein bedeutender Wirtschaftszweig entwickeln.

Seit 1950 ist die Weltanbaufläche von Sojapflanzen von 16 Millionen auf mehr als 75 Millionen Hektar zu Beginn des 21. Jahrhunderts angewachsen. Die Sojabohnenernte erhöhte sich im gleichen Zeitraum von 16 Millionen auf etwa 180 Millionen Tonnen jährlich. Ihre Schnellwüchsigkeit, ihre hohen Ernteerträge sowie ihre vielen

Verarbeitungs- und Verwertungsmöglichkeiten machten Soja zur wichtigsten Wirtschaftspflanze weltweit.

Bereits den Menschen im alten China waren die für die Gesundheit wertvollen Eigenschaften der Sojafrucht bekannt. Vor allem der hohe Nährwert und das Erntevolumen werteten sie dort und in großen Teilen Asiens zum Grundnahrungsmittel auf. Seit sich die ernährungsphysiologischen Vorzüge der kleinen Bohnen auch hierzulande herumgesprochen haben, ist das Interesse an ihnen stark gestiegen und sie sind längst nicht mehr nur dem kleinen Kreis der Veganer, Vegetarier oder Ökofreaks vorbehalten – nicht zuletzt auch deswegen, weil sie in einer Vielfalt serviert werden, die ihresgleichen sucht.

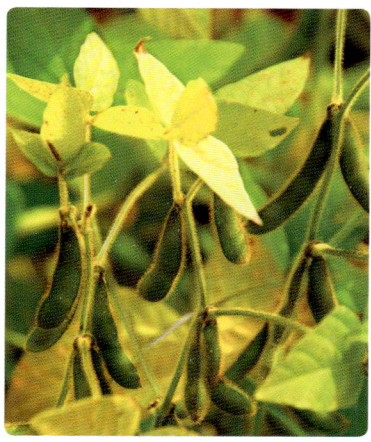

Die Sojapflanze wächst buschig, ihre Blüten erinnern an Orchideen und ihre gelben, grauen, braunen oder schwarzen Hülsen enthalten bis zu fünf Samen.

Sojabohnen werden gekocht, geröstet, gekeimt oder gemahlen, zu Käse, Milch, Jogurt, Essig, Brot sowie Öl und Soßen verarbeitet und in verschiedenen Varianten als Ersatzstoff für Fleisch verwendet. Viele Menschen essen Sojaprodukte, ohne es zu wissen, denn mehr als 20.000 industriell gefertigte Lebensmittel enthalten Soja – darunter Margarine, Mayonnaisen, Suppen, Soßen und Süßigkeiten, Fertiggerichte, Backwaren aller Art sowie Käse und Wurst.

Kleines ABC der Sojabohnenprodukte

- *Miso:* Sojabohnenpaste zum Würzen.
- *Natto/Sufu:* aus fermentiertem Tofu; würziger als Tofu.
- *Sojacreme:* sahneähnlich und kalorienarm; zur Zubereitung von Süßspeisen verwendbar.
- *Sojaflocken:* mit nussartigem Aroma; protein- und ballaststoffreich; zum Backen und Andicken geeignet.

- Sojabohnen: gekocht zu Eintöpfen, Salaten und als Gemüse; zu Bratlingen verarbeitet; geröstet als Snack.
- *Sojamehl*: mit nussartigem Aroma; Proteinanteil bis zu 50 Prozent; reich an Eisen; geeignet zum Andicken und Backen.
- *TVP – texturiertes Sojaprotein* (= „textured vegetable protein"): fettarm und ballaststoffreich; hoher Gehalt an B-Vitaminen, Eisen und Kalzium; auch als Sojafleisch bekannt.
- *Sojamilch:* geeignet zum Trinken, Kochen und Backen.
- *Sojaöl:* Speiseöl mit hohem Anteil an gesundheitlich wertvollen, mehrfach ungesättigten Fettsäuren.
- *Sojasoße:* würzig und salzig; Bestandteil vieler Soßen.
- *Sojasprossen/-keimlinge:* Vitamin-C-reich; zu Salaten und Gemüsegerichten passend.
- *Tempeh:* geschmacksneutral; oft in Gewürzen mariniert; fleischartige Konsistenz.
- *Tofu:* weich und schnittfest; proteinreich, fettarm und geschmacksneutral; in der Küche vielseitig verwendbar.

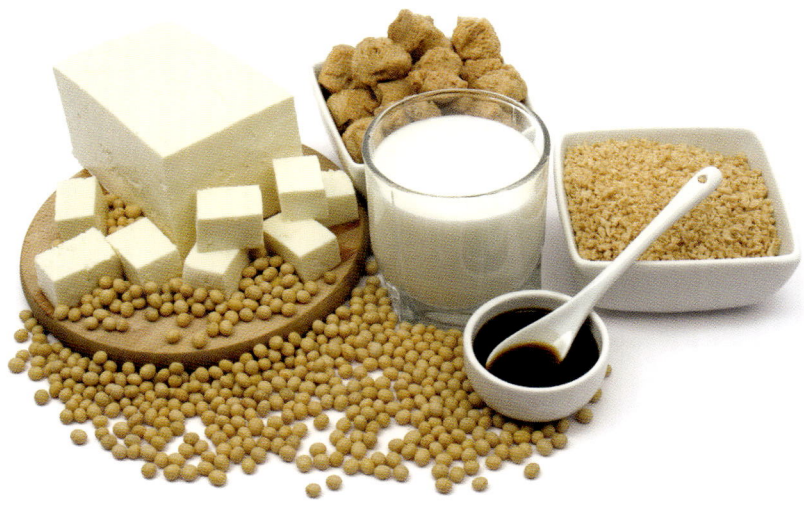

Kleine Bohnen – große Power

In Sojabohnen ist eine Vielzahl an Stoffen enthalten, die die Gesundheit fördern und Krankheiten auf sehr unterschiedliche Weise vorbeugen können. Sie sind arm an gesundheitsschädlichen gesättigten Fetten, dafür aber reich an Lecithin, einer fettähnlichen Substanz, die als Baumaterial für unsere Zellmembranen und als Nervennahrung dient. Außerdem sind sie eine exzellente Proteinquelle. Sie bestehen zu etwa 40 Prozent aus wertvollen Eiweißstoffen, die sämtliche lebensnotwendigen Aminosäuren in einem für den Menschen günstigen Mischungsverhältnis enthalten. Sojabohnen gelten daher als hervorragender Baustofflieferant für unseren Körper.

Überdies stecken eine Reihe Mineralstoffe und Vitamine sowie wertvolle sekundäre Pflanzenstoffe, allen voran die Isoflavone, in der Hülsenfrucht.

Hormonspender Nummer eins

Als Isoflavonlieferant ist die Sojapflanze mit ihrer Frucht, der Sojabohne, unschlagbar. Allerdings kann der Hormongehalt der aus der Hülsenfrucht gewonnenen Lebensmittel je nach verwendeter Sorte und abhängig von den Wachstumsbedingungen, der Erntezeit und des Herstellungsverfahrens um sage und schreibe mehr als 300 Prozent schwanken. Zudem sind nicht alle Sojaprodukte reich an Isoflavonen (siehe Tabelle 52). Im Schnitt enthalten 100 Gramm Sojabohnen 200 Milligramm Isoflavone. Manche kommen auf Spitzenwerte von bis zu 2.000 Milligramm pro 100 Gramm, andere Produkte wie die Sojasoße liegen praktisch bei null. Tempeh, Tofu und Miso sind besonders ergiebige Pflanzenöstrogenspender.

Wegen der stark schwankenden Inhaltsstoffe von Sojaprodukten können Verbraucher kaum kontrollieren, wie viele Isoflavone sie

mit der Nahrung aufnehmen. Wer die Pflanzenöstrogene zur Ge-
sundheitsvorsorge benötigt, sollte sie dem Körper deswegen sowohl mit der Nahrung als auch zusätzlich in Form von standardi-
sierten Nahrungsergänzungen zuführen (siehe Seite 26), um auf
der sicheren Seite zu sein.

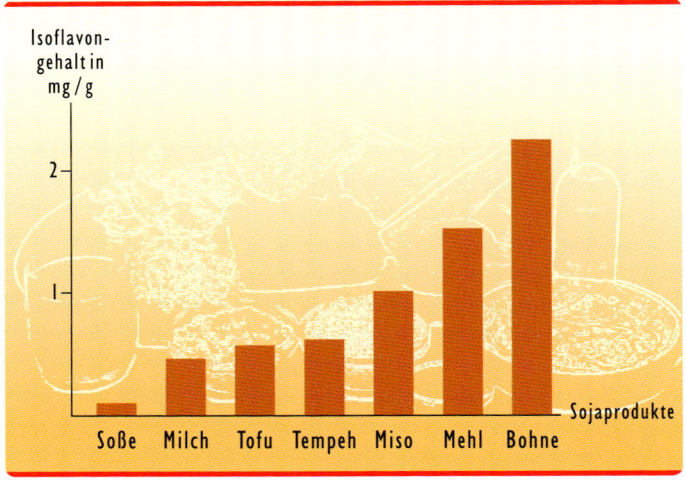

Isoflavongehalt in verschiedenen asiatischen Sojaprodukten
(Quellen: K. D. R. Setchell, 1998; T. Song et al., 1998; H. Wang und P. Murphy, 1994)

Eine Ess-Klasse für sich: Gerichte mit Soja

5

Die asiatische Küche gilt als eine der gesündesten der Welt. Der Grund dafür ist kein großes Geheimnis und wird heute von Ernährungsexperten auch in unseren Breiten angepriesen: Reichlich Gemüse – nicht zerkocht, sondern kurz angebraten oder gegart, bissfest und damit nährstoffschonend zubereitet – und wenig Fett sind die Basis der gesunden und schmackhaften Köstlichkeiten aus Fernost. Unabhängig von ihrer Zubereitung sind die Gerichte allein schon deswegen äußerst gesund, weil sie reichlich Sojaprodukte enthalten und damit viele Pflanzenöstrogene und andere wertvolle Nährstoffe liefern. Sojabohnen sind unverzichtbarer und – richtig zubereitet – ein sehr leckerer Bestandteil der fernöstlichen Küche. Als Nahrungsmittel sind sie universell einsetzbar: vom Gemüse über Milch, Jogurt oder Mehl bis hin zum Fleischersatz. Keine andere Pflanze auf der Welt hat eine derart großartige Vielfalt an Zubereitungsformen in der Küche zu bieten!

Soja und Co. lassen sich in jeden Speiseplan einbauen. Um den einheimischen Gerichten etwas asiatisches Flair zu verleihen, braucht dabei niemand

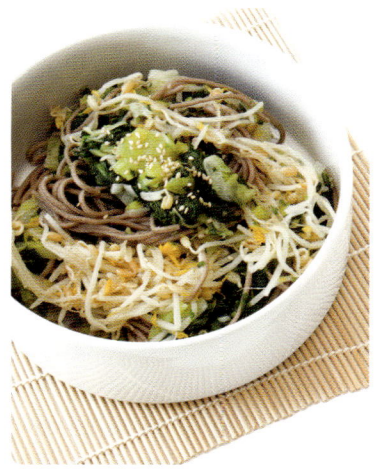

Das Geheimnis der asiatischen Küche: Unzerkochte, bissfeste Köstlichkeiten mit wenig Fett zubereitet sind reich an Vitaminen, Spurenelementen und sekundären Pflanzenstoffen. Exotische Gewürze geben ihnen ihren unverwechselbaren Geschmack.

seine Ernährungsgewohnheiten komplett zu ändern. Viele typisch asiatische Standardprodukte und Gewürze werden von Supermärkten und Naturkostläden angeboten, Spezielles gibt es in Asienläden.

Dass asiatisch-europäisches Essen delikat und leicht bekömmlich ist, davon kann sich jeder beim Nachkochen der Rezepte auf den folgenden Seiten überzeugen – eine kleine Auswahl an leckeren Gerichten mit einem Hauch von Asien, die gesunde Vitalstoffe und wertvolle Isoflavone aus Sojaprodukten liefern.

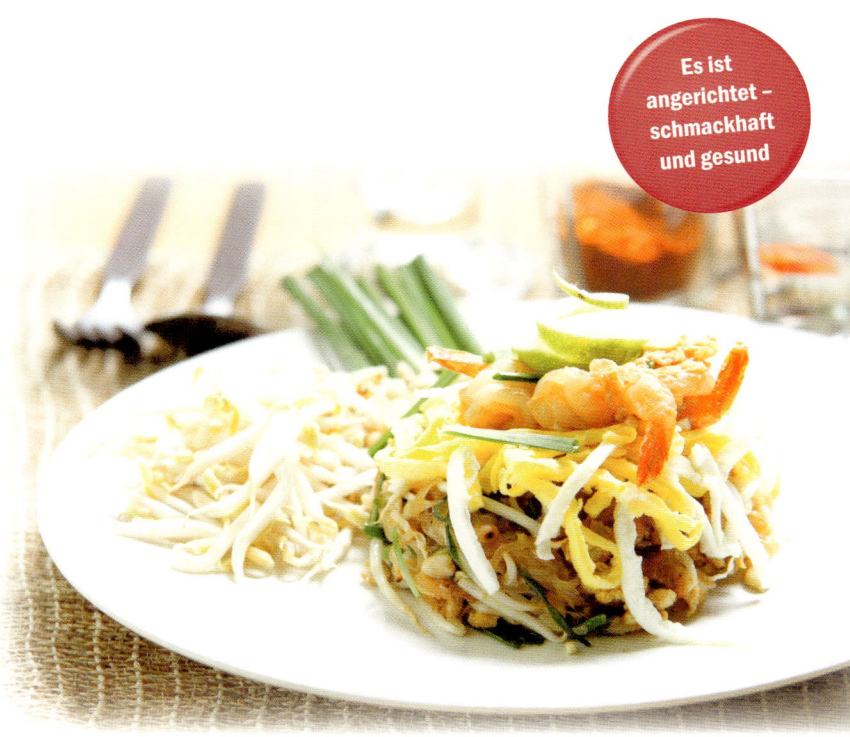

Es ist angerichtet – schmackhaft und gesund

Rezepte

Einfach lecker: Miso-Nudelsuppe

(für 4 Personen)

Zutaten:

250 g japanische Nudeln
Salz
1 Liter Hühnerbrühe
4 Esslöffel helles Miso
2 Esslöffel dunkles Miso
2 bis 3 Esslöffel Sojasoße
125 g Mungbohnensprossen
4 Frühlingszwiebeln
1 Handvoll Zuckerschoten

Zubereitung:

1 Die Nudeln in kochendes Salzwasser werfen. Kocht das Wasser danach wieder auf, eine Tasse kaltes Wasser hinzugießen. Den Vorgang so oft wiederholen, bis die Nudeln gar sind (etwa viermal). Danach die Nudeln zum Abtropfen auf ein Sieb schütten.

2 Die Hühnerbrühe mit dem Miso und der Sojasoße verrühren. Die Brühe aufkochen lassen und dann die gewaschenen und geputzten Sprossen, die Zuckerschoten und die in Ringe geschnittenen Frühlingszwiebeln dazugeben. Die Mischung bei zugedecktem Topf etwa fünf bis sieben Minuten ziehen lassen.

3 Die Nudeln anschließend in Suppentellern oder -schalen anrichten und die Brühe darüber gießen.

Für jeden Tag: Tofu-Kartoffelsuppe

(für 4 Personen)

Zutaten:

200 g Kräutertofu
1 kg Kartoffeln
3 Esslöffel Sojasoße
3 Möhren
4 Frühlingszwiebeln
1 Zwiebel
1 Knoblauchzehe
1 Esslöffel Olivenöl
1,5 Liter Gemüsebrühe
1 kg Kartoffeln
2 Zweige Thymian
1 Bund Petersilie
1 Lorbeerblatt
Salz und Pfeffer

Zubereitung:

1 *Den Kräutertofu etwa 20 Minuten in der Sojasoße marinieren. Währenddessen die Frühlingszwiebeln, die Möhren und die Kartoffeln putzen beziehungsweise schälen und waschen. Die Frühlingszwiebeln in schmale Ringe, die Möhren in dünne Streifen und die Kartoffeln in kleine Würfel schneiden. Die Zwiebel und den Knoblauch häuten und kleinhacken.*

2 *Jetzt die Frühlingszwiebeln und die Möhren mit der Zwiebel und dem Knoblauch in einem Topf mit Olivenöl leicht anbraten. Zunächst die Gemüsebrühe und dann das Lorbeerblatt und die Kartoffeln hinzufügen. Das Ganze zum Kochen bringen. Nach etwa 15 Minuten sind die Kartoffeln gar. Das Lorbeerblatt nun herausnehmen, den in Würfel geschnittenen Tofu hinzugeben und die Suppe nach Bedarf mit Thymianblättchen, gehackter Petersilie, Salz und Pfeffer würzen.*

3 *Vor dem Servieren die Suppe bei zugedecktem Topf noch etwa fünf Minuten ziehen lassen.*

Langes Kochen, Erhitzen und Warmhalten führen zu hohen Vitaminverlusten. Die Garzeiten sollten daher möglichst kurz sein. Asiaten sind Meister in dieser Kunst. Jeder kann selbst ausprobieren, wie „bissfest" und schmackhaft das Gemüse ist.

Exotisch: Frittierter Tofu

(für 4 Personen)

Zutaten:

700 g Tofu
1 gelbe, 1 grüne und 1 rote Paprika
4 kleine Zwiebeln
6 Knoblauchzehen
3 Esslöffel Sojaöl
3 Teelöffel Sojasoße
2 bis 3 Teelöffel Sambal Olek
3 Teelöffel Korianderpulver
1,5 Teelöffel Zucker
1,5 Teelöffel Essig-Essenz
Salz
Zum Fritieren 1 Liter Öl

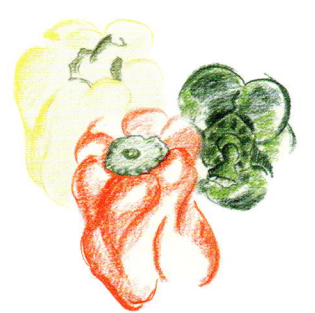

Zubereitung:

1 Den Tofu in Würfel schneiden und das Sojaöl in einer Pfanne erhitzen. Den Tofu darin goldbraun frittieren und danach auf Küchenpapier abtropfen lassen. Die Zwiebeln und Knoblauchzehen häuten und fein hacken. Die Paprikaschoten putzen, waschen und in kleine Würfel schneiden.

2 Die Zwiebeln und den Knoblauch in Sojaöl in einer Pfanne kurz anbraten, bis die Zwiebeln glasig sind. Anschließend zwei Teelöffel Sojasoße, Sambal Olek (Menge nach eigenem Gusto), das Korianderpulver, die Essig-Essenz und einen Teelöffel Zucker unterrühren und die Paprikawürfel dazugeben.

3 Die Pfanne mit einem Deckel verschließen und das Ganze etwa fünf Minuten dünsten lassen. Anschließend einen Viertel Liter Wasser sowie die Tofuwürfel dazugeben und bei offenem Deckel zehn Minuten köcheln lassen. Zum Schluss mit Salz, Zucker und Sojasoße abschmecken.

4 Zu dem Gericht passt Reis hervorragend.

Der Klassiker einmal ohne Fleisch:
Tofu-Frikadellen

(für 4 Personen)

Zutaten:	Zubereitung:

Zutaten:

500 g Tofu

2 Zwiebeln

2 bis 3 Knoblauchzehen

4 Esslöffel Sonnenblumenöl

4 Radieschen

1 Bund Schnittlauch

3 Eier

4 gestrichene Teelöffel scharfer Senf

4 Esslöffel Vollweizengrieß

Salz und Pfeffer

Zubereitung:

1 *Den Tofu mit einer Gabel fein zerkleinern. Zwiebeln und Knoblauchzehen häuten, hacken und in etwas Öl dünsten. Radieschen putzen, waschen und in sehr kleine Würfel schneiden. Schnittlauch hacken. Tofu, Zwiebeln, Knoblauchzehen, Radieschen, Schnittlauch, Eier, Senf und Vollweizengrieß gut miteinander mischen und anschließend mit Salz und Pfeffer abschmecken. Die Masse jetzt je nach persönlichem Geschmack mit Kräutern wie Oregano oder Thymian verfeinern, mindestens eine halbe Stunde stehen lassen und dann mit angefeuchteten Händen flache und feste Frikadellen formen. Diese von beiden Seiten (pro Seite etwa fünf Minuten) in heißem Öl goldgelb braten.*

2 *Zu den Tofu-Frikadellen schmecken hervorragend Pellkartoffeln mit Kräuterquark und Salat.*

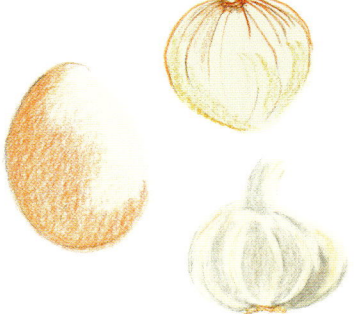

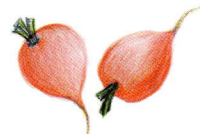

Süß und Soja:
Hirsepudding mit Sojamilch

(für 4 Personen)

Zutaten:

100 g Hirse

1 Teelöffel Öl

0,5 Liter Sojamilch

1 Esslöffel Honig

50 g Haselnüsse

50 g Rosinen

1 Teelöffel Zimt

Zubereitung:

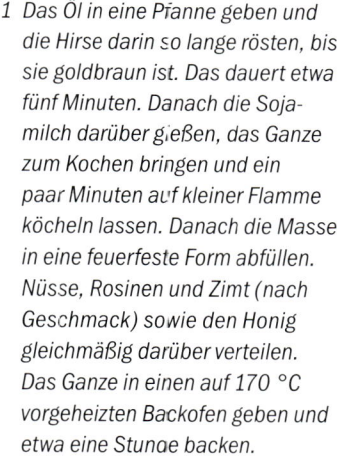

1 Das Öl in eine Pfanne geben und die Hirse darin so lange rösten, bis sie goldbraun ist. Das dauert etwa fünf Minuten. Danach die Sojamilch darüber gießen, das Ganze zum Kochen bringen und ein paar Minuten auf kleiner Flamme köcheln lassen. Danach die Masse in eine feuerfeste Form abfüllen. Nüsse, Rosinen und Zimt (nach Geschmack) sowie den Honig gleichmäßig darüber verteilen. Das Ganze in einen auf 170 °C vorgeheizten Backofen geben und etwa eine Stunde backen.

2 Den Pudding anschließend erkalten lassen und in Portionsschälchen füllen. Hervorragend schmecken dazu warme Früchte.

Guten Appetit!

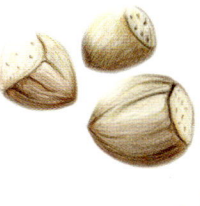

Antioxidantien – Radikalfänger; Stoffe, die vor dem Angriff durch freie Radikale schützen können, indem sie diese „abfangen" und neutralisieren.

Arteriosklerose – umgangssprachlich Arterienverkalkung genannt; krankhafte Veränderung der Arterienwände, die mit einer Verhärtung, Verdickung und Entzündungsreaktionen einhergeht

Cholesterin – fettartiger Stoff; unter anderem wichtig als Bestandteil von Zellmembranen und Ausgangsstoff für lebenswichtige Substanzen im Körper; ein zu hoher Cholesterinwert kann zu Gefäßerkrankungen (Risikofaktor für Herz-Kreislauf-Krankheiten) führen.

Freie Radikale – reaktionsfreudige, kurzlebige und aggressive chemische Substanzen, die körpereigene Fette, Eiweiße, Zellstrukturen und die Erbsubstanz schädigen.

Hormone – Botenstoffe im Organismus, die Stoffwechselprozesse steuern, regulieren und koordinieren; Beispiele: Geschlechtshormone wie Östrogene und Testosteron

Hypophyse – Hirnanhangdrüse

Hypothalamus – Teil des Zwischenhirns

Klimakterium – Wechseljahre der Frau

Insulinresistenz – damit wird eine verminderte Reaktion der Zellen des menschlichen Körpers auf Insulin bezeichnet, ein Hormon, das den Blutzuckerspiegel senkt; die Insulinresistenz ist die Hauptursache des Diabetes mellitus Typ 2, landläufig auch Altersdiabetes genannt, und begünstigt die Entstehung weiterer Folgeerkrankungen.

Menopause – Zeitpunkt der letzten Monatsblutung

Osteoporose – umgangssprachlich Knochenschwund; Erkrankung des Skelettsystems; mit Verlust von Knochenmasse einhergehend und das Risiko für Knochenbrüche erhöhend

Perimenopause – eigentliches Klimakterium; bezeichnet die Phase etwa zwei Jahre vor und nach der Menopause

Postmenopause – etwa ein Jahr nach der Menopause beginnend

Prämenopause – hier die Zeit (einige Jahre) vor der letzten Monatsblutung bezeichnend; im weiteren Sinne sind mit der Prämenopause die fruchtbaren Jahre von Frauen gemeint

Vitalstoffe – Substanzen, die für das Leben notwendig sind, wie Vitamine und Mineralstoffe

Weiterführende Literatur

Adlercreutz, H. et al.: Dietary phytoestrogens and the menopause in japan; in: The Lancet, 339, 1992

Alekel, D. L. et al.: Isoflavone-rich soy protein isolate attenuates bone loss in the lumbar spine of perimenopausal women; in: American Journal of Clinical Nutrition, 72 (3), 2000

Anderson, J. W. et al.: Meta-analysis of the effects of soy protein intake on serum lipids; in: New England Journal of Medicine, 333, 1995

Arena, S. et al.: A natural alternative to menopausal hormone replacement therapy – phytoestrogens; in: Minerva Ginecologica, 54 (1), 2002

Arora, A. et al.: Antioxidant activities of isoflavones and their biological metabolites in a liposomal system; in: Archives of Biochemistry and Biophysics, 356, 1998

Barnes, S.: The biochemistry, chemistry and physiology of the isoflavones in soybeans and their food products; in: Lymphatic Research and Biology, 8 (1), 2010

Cooper, K. H.: Gesundheitsfaktor Ernährung; BLV, München 1998

De Kleijn, M. J. J. et al.: Intake of dietary phytoestrogens is low in postmenopausal women in the united states – the framingham study; in: The Journal of Nutrition, 131, 2001

Deutsche Gesellschaft für Ernährung et al.: Referenzwerte für die Nährstoffzufuhr; Umschau/Braus 2008

Ferrari, A.: Soy extract phytoestrogens with high dose of isoflavones for menopausal symptoms; in: The Journal of Obstetrics and Gynaecology Research, 35 (6), 2009

Fitzpatrick, L. A.: Soy isoflavones: hope or hype?; in: Maturitas, 61 (1 – 2), 2008

Gensthaler, B. M.: Isoflavone – asiatisch gegen Wechseljahresbeschwerden; in: Pharmazeutische Zeitung, 3, 2002

Irvine, C. H. et al.: Phytoestrogens in soy-based infant foods – concentrations, daily intake, and possible biological effects; in: Proceedings of the Society for Experimental Biology and Medicine, 217, 1998

Metz, G.: Soja – Power aus Fernost; in: Pharmazeutische Zeitung, 145 (41), 2000

Nahas, E. A. et al.: Efficacy and safety of a soy isoflavone extract in postmenopausal women: a randomized, double-blind, and placebo-controlled study; in: Maturitas, 58(3), 2007

NAMS (The North American Menopause Society): The role of isoflavones in menopausal health – consensus opinion of "The North American Menopause Society"; in: Menopause, 7, 2000

Pötsch, J.: Rotklee – hochselektiv und pflanzlichen Ursprungs; in: Jatros Medizin für die Frau, 6, 2001

Setchell, K. D. R.; Cassidy, A.: Dietary isoflavones – biological effects and relevance to human health; in: The Journal of Nutrition, 129 (Supplement), 1999

Somekawa, Y. et al.: Soy intake related to menopausal symptoms, serum lipids, and bone mineral density in postmenopausal japanese women; in: Obstetrics and Gynecology, 97 (1), 2001

Taku, K. et al.: Soy isoflavones lower serum total and LDL cholesterol in humans: a meta-analysis of 11 randomized controlled trials; in: American Journal of Clinical

Sachverzeichnis

Abgeschlagenheit 10, 20, 39
Alkohol 30, 32
Altern 12, 14, 44
Alzheimer 32, 46, 47
Anti-Aging 14, 45
Antioxidantien 32, 33, 34
Antriebslosigkeit 10, 20
Arteriosklerose 1, 10, 33, 35
Bewegung 30
Biochanin A 25, 32, 48
Blut(-hoch-)druck 36
Cholesterin 4, 35, 36, 37, 38
Daidzein 1, 25, 32, 43, 48
Depressive Verstimmungen 9, 10, 12, 20,39
Ernährung 26, 27, 30, 41
Falten 12, 32, 43
Fettsäuren, mehrfach ungesättigt 45, 46, 50
Formononetin 25, 33, 48
Gedächtnis 29, 46, 47
Gehirn 7, 13, 19, 20, 28, 47
Genistein 1, 16, 25, 32, 33, 35, 38, 43, 48
Haut 7, 10, 30 ff., 43 ff.
Herz 4, 7, 16, 28 ff., 34 ff., 46

Herz-Kreislauf-Erkrankungen 16, 30, 34 ff., 38, 39
Herzinfarkt 32, 34, 35, 39
Hirnanhangdrüse 19
Hitzewallungen 1, 4, 8, 9, 10, 20, 21 ff., 39
Hormone, pflanzliche 7, 12 ff., 23, 41 ff.
Hormone, synthetische 21, 43
Hormonersatztherapie 1, 4, 14, 15, 21
Hormonhaushalt/-mangel/-schwankungen 15, 16, 20, 28, 38, 46
Hormonspiegel/-status 7, 13, 20
Hormonumstellung 9
Hülsenfrüchte 48
Hypophyse 19
Hypothalamus 19
Knochen 4, 28, 30, 40 ff., 46
Knochendichte 41, 42
Knochenmineralgehalt 42
Knochenschwund 40, 41
Konzentrationsschwäche 10, 21
Kopfschmerzen 8, 10, 39
Lignane 25
Menopause 1, 10, 11, 17, 23, 28, 46
Menstruationszyklus 13, 17, 21

Miso 5, 7, 24, 49, 51, 55
Monatsblutung 8, 10, 11, 13
Müdigkeit 10, 20, 21
Nachtschweiß 10, 21
Natto 49
Nervosität 10, 20, 23
Osteoporose 1, 10, 15, 16, 30, 39 ff.
Östrogene 4, 13 ff., 23, 24, 28, 34, 36 ff.
Östrogene, körpereigene 16, 18
Östrogene, synthetische 14, 15, 28
Östrogenmangel 18
Östrogenwirkung 19
Perimenopause 10
Pflanzenstoffe, sekundäre 51
Phytoöstrogene 4, 15, 20
Postmenopause 11, 22, 25, 40
Potenzstörungen 39
Power-Hormone 14
Prämenopause 10
Psyche 8, 12
Radikale, freie 31, 33, 34, 39, 45
Radikalfänger 33, 45
Rauchen 30, 32
Reizbarkeit 10, 20
Rezepte 54, 55
Rotklee 22, 48
Schlafstörungen 10, 19
Schlaganfall 35
Schweißausbrüche 8, 10, 21, 23

Schwindel(-anfälle) 8, 10, 21, 39
Sexualhormone 38
Sojabohnen 7, 16, 26, 37, 48 ff., 53
Sojaflocken 49
Sojakeimlinge/-sprossen 50
Sojamehl 1, 22, 50
Sojamilch 5, 7, 50, 59
Sojaöl 50, 57
Sojapflanze 15, 35, 48, 49, 51
Sojaprodukte 24, 26, 46, 49, 51, 53
Sojaproteine 38, 41, 43
Sojaprotein, texturiert (TVP) 51
Sojasoße 50, 51, 55 ff
Spurenelemente 53
Stimmungsschwankungen 8, 10
Stress 30, 32, 36
Sufu 49
Tempeh 7, 24, 50, 51
Testosteron 13, 39
Thrombose(-risiko) 21, 31, 36
Tofu 1, 5, 7, 24, 49, 50 51, 56, 57, 58
Triglyceride 36
Trockene Haut 10
Trockenheit der Scheide 21
Vitamine 43, 45, 46, 51
Wassereinlagerungen 21
Wechseljahrbeschwerden 10, 20, 23, 25,
   27, 29
Zwischenhirn 19

Bildverzeichnis: fotolia – Lunamarina (Titelseite, mitte), AgathaLemon (S. 7, 17, 31, 48, 53), diego cervo (S. 11), somensky (S. 20), Marcel Mooij (S. 30), Yuri Arcurs (S. 31), Jan Schuler (S. 39), Gordon Grand (S. 47), Elenathewise (S. 49), gor Dutina (S. 50), Eva Gruendemann (S. 53), Rachkrit (S. 54); pixmac – Kwantse (U2, S. 1, 64, U3), Flariv (S. 15); istockphoto – Catherine Yeulet (S. 8), craftvision (S. 24); Illustrationen – KleiDesign (S. 16, 17, 34, 40, 44, 52 und Rezeptseiten); MEV – (S. 43); Panthermedia – (Titelseite, oben); Okapia – Hans Reichard (Titelseite, unten); ImageShack – Soggi (S. 23); Wikipedia – (S. 37)

- „Studien zeigen, dass asiatische Frauen durch **phyto-östrogenreiche Ernährung geringere meno-pausale und postmenopausale Beschwerden aufweisen.** So wird eine Hormonersatztherapie nur bei vier Prozent der postmenopausalen japanischen Frauen angewandt. Im Gegensatz dazu bei 30 Prozent der Frauen in den USA."

Dr. Johanna Pötsch: Rotklee – hochselektiv und pflanzlichen Ursprungs; in: Jatros Medizin für die Frau, 6/2001

- „Soja kann laut einer auf dem American Chemical Society (ACS) National Meeting in San Diego vorgestellten Studie das **Alzheimer-Risiko verringern.** Vor allem Frauen nach der Menopause sollen von Soja profitieren. Verantwortlich für den Effekt sind nach Aussage der Studienleiterin Helen Kim, University of Alabama, die im Soja enthaltenen Phyto-östrogene, genauer die Isoflavone. Diese wirken offenbar der Bildung von Proteinplaques im Gehirn entgegen."

Deutsche Apotheker-Zeitung, 19. 4. 2001

- „**Phytoöstrogene (oder Isoflavone) (...) be-wirken auch eine Herabsetzung der Gesamt-cholesterin-Serumkonzentration.** (...) Unter ihrem Einfluss können sich auch klimakterische Erscheinungen wie Hitzewallungen und Stimmungsschwankungen abschwächen, und mitunter verlangsamt sich auch der Knochensubstanzver-lust (Gefahr von Osteoporose) bei Frauen, die die Wechseljahre hinter sich haben."

Dr. Kenneth H. Cooper: Gesundheitsfaktor Ernährung, 1998